AMRA

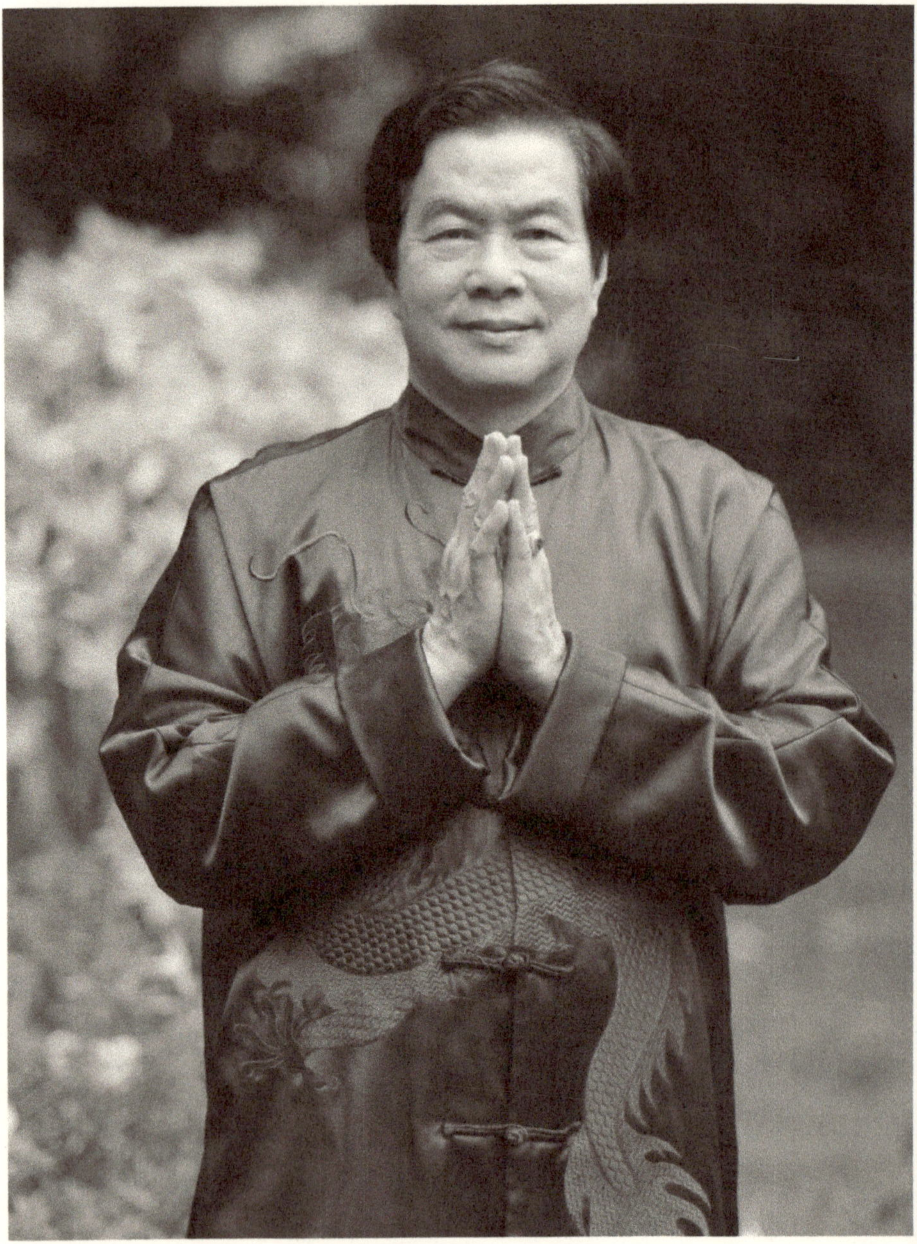

Mantak Chia

mit William U. Wei

GESUNDE PROSTATA SEXUELLE SPANNKRAFT

Ein illustriertes Handbuch körperlicher und energetischer Übungen

Aus dem Amerikanischen
von Vicky Gabriel

AMRA

Besuchen Sie uns im Internet:
www.AmraVerlag.de

Ihre 80-Minuten-Gratis-CD erwartet Sie.
Unser Geschenk an Sie ... einfach anfordern!

Amerikanische Originalausgabe:
CHI KUNG FOR PROSTRATE HEALTH AND SEXUAL VIGOR
A Handbook of Simple Exercises & Techniques

Erstmals Deutsch im AMRA Verlag
Auf der Reitbahn 8, D-63452 Hanau
Hotline: + 49 (0) 61 81 – 18 93 92
Service: Info@AmraVerlag.de

Herausgeber & Lektor	Michael Nagula
Redaktionelle Durchsicht	Wolfgang Heuhsen
Fachliche Beratung	Anne-Christine Heuhsen
Einbandgestaltung	FranklDesign
Layout & Satz	Birgit Letsch
Druck	CPI books GmbH

ISBN Printausgabe 978-3-95447-150-8
ISBN eBook 978-3-95447-151-5

Inhalt

Chi Kung für die Prostata in der Praxis

Hinweise an den Leser

Die in diesem Buch beschriebenen Praktiken werden seit Jahrtausenden mit Erfolg von Taoisten angewandt, die hierzu eine persönliche Schulung und Unterweisung empfingen. Die Leserinnen und Leser sollten diese Praktiken auf keinen Fall ohne Schulung durch einen zertifizierten Lehrer des *Universal Healing Tao* einsetzen. Werden einige dieser Praktiken inkorrekt ausgeführt, so kann dies zu Verletzungen und Gesundheitsproblemen führen. Das vorliegende Buch ist als Ergänzung zur individuellen Ausbildung im *Universal Healing Tao* gedacht und dient im Rahmen dieser Ausbildung als Nachschlagewerk. Eine Anwendung der hier beschriebenen Praktiken allein auf Grundlage dieses Buches und ohne geeignete Schulung geschieht daher auf eigene Gefahr.

Die in diesem Buch beschriebenen Meditationen, Praktiken und Methoden sind nicht dazu gedacht, eine professionelle medizinische Behandlung und Betreuung zu ersetzen. Leserinnen und Leser, die an Krankheiten leiden, welche auf geistigen oder emotionalen Störungen beruhen, sollten vor der Anwendung der hier beschriebenen Techniken einen erfahrenen Psychiater oder Psychotherapeuten konsultieren. Solche psychischen Probleme sollten auch behoben werden, ehe Sie mit der Ausbildung beginnen.

Weder das *Universal Healing Tao* noch die Mitarbeiter und Lehrer dieser Organisation können für die Folgen der im Folgenden beschriebenen Praktiken oder deren Missbrauch zur Verantwortung gezogen werden. Grundsätzlich ist jeder Praktizierende aufgefordert, Übungen des *Universal Healing Tao* in Eigenverantwortung auszuführen und alle körperlichen und emotionalen Veränderungen aufmerksam zu beobachten. Sollte sich sein oder ihr Befinden während der Übungen verschlechtern, ist es empfehlenswert, dass er oder sie diese unterbricht und gegebenenfalls medizinischen Rat sucht.

Im vorliegenden Buch wird nicht der Versuch unternommen, medizinische Diagnosen zu stellen, und es werden auch keine Behandlungen für spezifische Erkrankungen empfohlen.

Einführung

Nachdem wir Chi Kung für die Prostata im *Universal Healing Tao*-System mehr als fünfzig Jahre lang weitergegeben haben, können wir es kaum glauben, dass 70 Prozent aller Männer über Sechzig an Funktionsstörungen der Prostata oder Prostatakrebs leiden, der letzten Endes zum Tod führen kann. Die einfachen Techniken des Chi Kung für die Prostata ermöglichen jedem Mann, mit seinem Urogenitalbereich in Kontakt zu kommen und derartige Probleme und Beschwerden zu beseitigen, indem er sich selbst mit der passenden Absicht berührt. Auf Anregung von Ehud Sperling, unserem amerikanischen Verleger, haben wir in diesem Buch eine Anzahl Techniken und tägliche Übungen aus dem *Universal Healing Tao* zusammengestellt, die zu einer Förderung der Gesundheit der Prostata und der sexuellen Spannkraft führen. Eine Abnahme der urogenitalen Funktionen ist für ältere Männer keineswegs unvermeidlich. Mit Hilfe dieser einfachen täglichen Übungen kann das Prostata- und Urogenitalsystem bis ins fortgeschrittene Alter seiner Funktion nachkommen.

Unter Krebs versteht man das unkontrollierte Wachstum abnormaler Zellen, die sich vom Körper ernähren, um ihr Wachstum zu erhalten. Wenn eine Zelle beschädigt oder verändert wird, ohne danach eine Reparatur zu durchlaufen, stirbt sie meist ab. Doch Krebszellen – auch als bösartige oder Tumorzellen bekannt – wuchern und führen zur Entwicklung einer noch größeren Zahl an Krebszellen. Viele Krebs- und abnormale Zellen, aus denen das Krebsgewebe besteht, werden anhand des Namens des Gewebes identifiziert, dem sie entspringen – wie zum Beispiel Lungenkrebs, Prostatakrebs oder Darmkrebs. Krebsgeschwüre in der Prostatadrüse, einem Organ des männlichen Fortpflanzungssystems, stellen das häufigste Malignom amerikanischer Männer dar und sind nach dem Lungenkrebs die zweithäufigste Krebsform, die zum Tode führt.

Die Prostatadrüse befindet sich an der Basis beziehungsweise am Ausgang oder »Hals« der Harnblase. Diese Drüse umgibt den ersten Teil der Harnröhre, jener Passage, durch die der Urin aus der Blase in den Penis austritt. Eine Aufgabe der Prostata besteht darin, die Blasenentleerung zu unterstützen, indem sie sich direkt gegen den sie umgebenden Teil der Harnröhre presst. Die Hauptfunktion der Harndrüse besteht in der Produktion von Substanzen, die in der normalen Samenflüssigkeit zu finden sind – jener Flüssigkeit, die die Spermien transportiert und so die Fortpflanzung unterstützt.

Bei jungen Männern ist die Prostatadrüse ungefähr so groß wie eine Walnuss. Doch im Zuge der normalen Alterung vergrößert sie sich üblicherweise. Diese auf der Freisetzung von Hormonen beruhende, altersgemäße Vergrößerung wird benigne Prostatahyperplasie (BPH) genannt und steht *nicht* mit Prostatakrebs in Zusammenhang. Dennoch können BPH und Prostatakrebs bei älteren Männern ähnliche Probleme verursachen. Eine vergrößerte Prostata kann auf den Ausgang der Harnblase oder der Harnröhre drücken und diesen einquetschen, was zu Schwierigkeiten beim Harnlassen führen kann. Zu den sich daraus ergebenden Symptomen gehört eine Verlangsamung des Harnstroms und besonders während der Nacht ein vermehrtes

Bedürfnis zum Harnlassen. Bei Prostatakrebs kommen zu diesen Symptomen noch Schmerzen, Probleme beim Sexualverkehr oder Erektionsstörungen hinzu.

Prostatakrebs entwickelt sich üblicherweise bei Männern über Fünfzig. Obwohl es sich dabei um eine der bei Männern am weitesten verbreiteten Krebsarten handelt, weisen viele Männer niemals Symptome auf, unterziehen sich keiner Behandlung und sterben schließlich aufgrund anderer Ursachen wie Herz-Kreislauf-Erkrankungen, Lungenentzündung, sonstigen nicht damit in Verbindung stehenden Krebserkrankungen oder aufgrund hohen Alters, weil Prostatakrebs in den meisten Fällen langsam wächst und symptomfrei ist. Es gibt jedoch Fälle von aggressivem Prostatakrebs, in denen sich Krebszellen vom Originaltumor ablösen, durch den Blut- und Lymphkreislauf wandern und sich in anderen Bereichen niederlassen – besonders in den Knochen und Lymphknoten –, wo sie ihren unkontrollierten Wachstumszyklus wiederholen. Dann spricht man von metastatischem Prostatakrebs. Etwa zwei Drittel aller Fälle gehören zu den sich langsam entwickelnden, aber das letzte Drittel ist weitaus aggressiver und entwickelt sich sehr viel schneller.

Der American Cancer Society zufolge liegt das Risiko, mit Prostatakrebs diagnostiziert zu werden, für Kaukasier bei 17,6 Prozent und für Afroamerikaner bei 20,6 Prozent. Das Lebenszeitrisiko für einen tödlichen Verlauf liegt bei 2,8 beziehungsweise 4,7 Prozent. Wie diese Zahlen zeigen, hat der Prostatakrebs deutlichen Einfluss auf das Leben einer Großzahl der heute lebenden Männer. Aufgrund der Früherkennung nimmt die Sterberate bei dieser Erkrankung in den letzten Jahren jedoch stetig ab; heute sind in den USA mehr als zwei Millionen Männer am Leben, die zu irgendeinem Zeitpunkt ihres Lebens mit Prostatakrebs diagnostiziert wurden. Das Alter sowie der grundlegende Gesundheitszustand des

Mannes, das Ausmaß der Metastasierung und die Reaktion des Krebses auf die Erstbehandlung sind für den Verlauf der Erkrankung von wesentlicher Bedeutung.

Krebs kann potenziell durch alles verursacht werden, was zu einer abnormalen Entwicklung einer normalen Körperzelle führt – wie zum Beispiel ein stagnierender Energiefluss, energetische Blockaden oder eine unangemessene Ernährung. Bei manchen Krebsarten bleiben die Ursachen unbekannt, während sich andere aus mehr als nur einer bekannten Ursache heraus entwickeln. Manche Formen werden in ihrer Entstehung auch vom Erbgut einer Person beeinflusst. Bei vielen Männern entsteht der Prostatakrebs aufgrund einer Kombination dieser Faktoren.

Das größte Verlangen der Menschheit gilt dem Essen und der Sexualität. Beides bietet aus taoistischer Sicht auch Gelegenheit, unsere besten Heilungsübungen zu praktizieren, sofern wir über ein angemessenes Verständnis dafür verfügen, auf welche Weise man diese Techniken zur Heilung unseres Körpers einsetzen kann. Mehrere Veröffentlichungen des *Universal Healing Tao* enthalten eine Anzahl Chi Kung-Übungen für die tägliche Praxis, die besonders gut für das Gleichgewicht und die Erhaltung einer gesunden Prostatadrüse geeignet sind – allen voran *Sexual Reflexology* (Übungen für die Prostatadrüse), *Bone Marrow Nei Kung* (Genitalmassage und Chi-Gewichtheben), *Cosmic Nutrition* (Diät zur Krebsprävention) und *Cosmic Detox* (Reinigung der Vorder- und Hintertüren des Körpers). Einige diese Werke waren oder sind auch in deutscher Sprache erhältlich, möglicherweise aber bereits vergriffen. Neue deutsche Bücher erscheinen im Amra Verlag, zuletzt *Kosmische Entgiftung* sowie der Leitfaden *Dunkelraum* über eine entsprechende Meditationstechnik. Deutsche Veröffentlichungen, die vergriffen sind, werden im Folgenden dennoch genannt, um dem Auszuübenden die Möglichkeit zu bieten, sich ein Buch antiquarisch zu beschaffen.

Prostata-Übungen, Techniken der Genitalmassage und das Chi-Gewichtheben sind Aspekte dessen, was man im *Universal Healing Tao*-System als *Knochenmark Nei Kung* kennt. Nei Kung bedeutet »mit der inneren Kraft üben«. Knochenmark Nei Kung ist eine Form der taoistischen Kunst der Selbstkultivierung, bei der geistige und körperliche Techniken zur Verjüngung des Knochenmarks eingesetzt werden, wodurch die Qualität des Blutes verbessert und die innere Lebenskraft genährt wird.

Das Knochenmark Nei Kung überschneidet sich mit drei grundlegenden taoistischen Ansätzen zur Sexualenergie: der Heilenden Liebe, der Sexualenergie-Massage und dem Chi-Gewichtheben. Diese drei Methoden werden verwendet, um das Maß der Sexualenergie sowie der Sexualhormone im Körper zu erhöhen, wodurch sie ein Mittel zur Erlangung großer persönlicher Kraft werden.

Die Praktiken der *Heilenden Liebe* ermöglichen dem Menschen, die sexuelle Energie zu bewahren, das Gehirn anzuregen und die Drüsen und Organe zu verjüngen, wodurch sich die Produktion von Ching Chi (sexueller Energie) erhöhen lässt. Die Techniken kehren den üblichen, nach außen gerichteten Fluss der Sexualenergie während der orgasmischen Phase des Sexualverkehrs um und ziehen Ching Chi in den Körper hinein und hinauf, wodurch das innere Heilungspotenzial erhöht wird. Um Ching Chi mittels Sexualenergie-Massage oder Chi-Gewichtheben im Körper freisetzen zu können, muss es aber im Sexualzentrum bereits im Überfluss vorhanden sein. Menschen, die unter chronischer Impotenz, schwachen Nieren oder anderen inneren Funktionsstörungen leiden, sollten die Methoden der Heilenden Liebe erlernen, um genügend Ching Chi anzusammeln, bevor sie die anderen beiden Methoden anwenden.

In diesem Buch werden von den Praktiken der Heilenden Liebe abgeleitete Übungen als nicht-sexuelle Techniken verwendet, die mit Hilfe der sexuellen Energie eine Verjüngung der Drüsen und der inneren Organe herbeiführen. Die Techniken der Heilenden Liebe, wie zum Beispiel die Hodenatmung, die Genitalkompression und der Kraftverschluss, sind in Kapitel 1 unter den Übungen für die Prostatadrüse zu finden. Dieses Kapitel enthält auch wichtige erste Schritte, wie die Kultivierung der Energie der fünf Elemente durch Massage der inneren Organe, Atemübungen und Übungen für den Pubococcygeus-Muskel (PC- oder auch Schambein-Steißbein-Muskel).

Die Techniken der Heilenden Liebe verhindern den Verlust von Ching Chi und verjüngen das System der inneren Organe, während die im zweiten Kapitel dargestellte Sexualenergie-Massage im Körper hohe Konzentrationen von Ching Chi freisetzt, um das Knochenmark zu kultivieren und die Hormondrüsen anzuregen. Gemeinsam angewendet sind diese beiden Praktiken sicherere Methoden zur Verbreitung der sexuellen Energie als das Chi-Gewichtheben. Das zweite Kapitel enthält darüber hinaus noch andere Formen der Genitalmassage, wie zum Beispiel die Kraftdehnung des Penis und Melkübungen für den Penis sowie die Tuchmassage.

Das im dritten Kapitel dargestellte Chi-Gewichtheben ist die fortgeschrittenste Technik zur Freisetzung sexueller Energie im Körper. Diese Praktiken stellen zur Verjüngung des Knochenmarks die größte Menge Ching Chi zur Verfügung. Darüber hinaus führen sie zur Freisetzung einer maximalen Menge von Sexualhormonen, die mittels Stimulierung der Hypophyse (Hirnanhangdrüse) dem Altersprozess vorbeugen. Zusätzlich trainieren diese Übungen die faszialen Verbindungen zwischen den Genitalien und dem System der inneren Organe, wodurch sowohl die Drüsen als auch die Organe gestärkt werden.

Beim Chi-Gewichtheben handelt es sich jedoch um eine fortgeschrittene Methode, die nicht ohne ein entsprechendes Training angewendet werden sollte. Der Schüler sollte erst fundiert im *Universal Healing Tao* unterwiesen worden sein, bevor er sich mit großer Vorsicht jenen Übungen zuwendet, bei denen unter Verwendung der Genitalien Gewichte gehoben werden. Auf dieser Ebene wird sowohl vor als auch nach dem Chi-Gewichtheben eine Sexualenergie-Massage durchgeführt – vorher zur Vorbereitung der Genitalien und danach zur Anregung des Blutkreislaufs im Sexualzentrum, wodurch eine Verklumpung des Blutes vermieden wird. Nun sind jene Techniken der Heilenden Liebe, die eine sexuelle Erregung erfordern, nicht länger notwendig, weil das Chi-Gewichtheben den Körper mit überschüssigem Ching Chi versorgt. Dennoch muss die Heilende Liebe auch weiterhin während sexueller Aktivitäten praktiziert werden – es sei denn, es ist die richtige Zeit zur Fortpflanzung.

Doch auch eine angemessene Ernährung und die Reinigung des Körpers, besonders seiner »Vorder- und Hintertüren«, unterstützen eine gesunde Prostata. Diese Themen werden im vierten Kapitel behandelt. In Kapitel fünf finden Sie eine Zusammenfassung aller Übungen, um schneller darauf zugreifen zu können.

All diese Techniken helfen Ihnen, Energieblockaden in der Hüftregion aufzulösen, energetische Pfade freizumachen sowie bis ins hohe Alter eine optimale Funktion der Prostatadrüse zu erhalten. Dadurch wird ein problemloses Harnlassen gefördert und die sexuelle Lebenskraft verjüngt. Darüber hinaus unterstützen sie die Aufrechterhaltung eines Sexuallebens, das frei von Beschwerden, Schmerzen oder Funktionsstörungen ist.

1

Übungen für die Prostatadrüse

Im Osten wie auch im Westen sind Übungen zur Aufrechterhaltung der körperlichen Gesundheit von wesentlicher Bedeutung. Doch wenn es um die Steigerung der sexuellen Energie geht, erheben die Lehrer des Ostens das Üben auf eine ganz andere Ebene. Um die Sexualenergie und damit auch die Sinne sowie den gesamten Körper zu stärken, haben die Traditionen des Ostens Übungen entwickelt, die sich speziell auf das Gebiet der Sexualität konzentrieren. Im Tao sind sexuelle Übungen nicht nur ein Weg zur Verstärkung des sexuellen Vergnügens oder zur Erhöhung der Attraktivität, sondern stellen ein Werkzeug dar, mit dessen Hilfe man in den Genuss eines kräftigeren und gesünderen Körpers kommt, für tiefere und intensivere Gefühle empfänglich wird und spirituelle Energie kultivieren kann.

Sexualität ist die Wurzel der Gesundheit des Menschen. Eine große Zahl an Nervenenden und Kanälen für die Venen sowie Arterien führen in den Beckenbereich. Hier befinden sich Gewebe, die mit jedem anderen Quadratzentimeter des Körpers in Verbindung stehen. Alle Haupt-Akupunkturmeridiane, welche die wichtigsten Organe mit Energie versorgen, passieren diesen

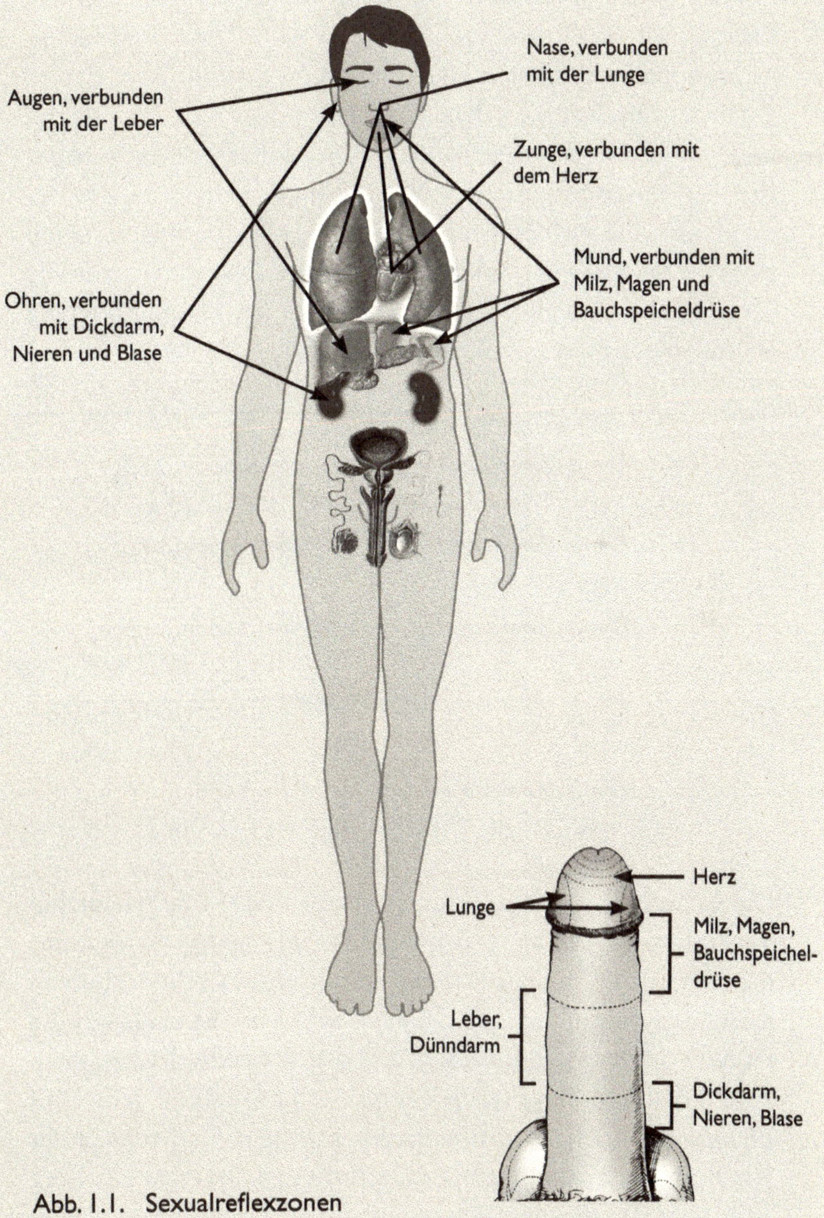

Abb. 1.1. Sexualreflexzonen

Bereich. Wenn er schwach oder blockiert ist, zerstreut sich die Energie, was zu Organ- und Hirnleiden führt. Diese Verbindungen werden in Abbildung 1.1 detailliert dargestellt.

Die taoistischen Sexualübungen sind so gestaltet, dass sie das Gehirn mit Energie (Chi) aufladen, die Blutzirkulation erhöhen und den Nervenfluss anregen. Darüber hinaus stärken sie den Beckenboden und auch die Energie der Sexualorgane, und sie führen zu einer Stärkung der Sexualorgane sowie einer Intensivierung der sexuellen Energie. Deshalb empfehlen wir zur Kultivierung der Energie der Organe einige grundlegende Übungen.

Die fünf Elementarenergien Holz, Feuer, Erde, Metall und Wasser umfassen all die unzähligen Phänomene der Natur. Diese Weltanschauung trifft ebenso auf den Menschen zu.

Der Klassiker des Gelben Kaisers zur Inneren Medizin (2. Jhd. v. Chr.)

DIE INNEREN ORGANE UND DIE ENERGIE DER FÜNF ELEMENTE

Die sexuelle Leistungsfähigkeit als ein Aspekt menschlicher Vereinbarkeit und menschlichen Verhaltens ergibt sich aus der Stärke der inneren Organe. In der chinesischen Medizin meint der Begriff »innere Organe« sehr viel mehr als nur die Organe selbst. Er bezieht sich auf die in den fünf Elementen zum Ausdruck kommende energetische Qualität, jene fünf Phasen der zyklischen Energiebewegung, die sowohl in der Natur als auch in uns selbst anzutreffen ist. So steht das Herz zum Beispiel mit dem Feuerelement in Verbindung. Dieses hat ausdehnende, strahlende, helle und warme Eigenschaften. Der Sommer ist die Jahreszeit des Herzens, weil er dieselben Eigenschaften besitzt.

Darüber hinaus gehört zu jedem Organ auch ein geistiges und ein emotionales Element. Deshalb hat jedes Organ bestimmte energetische, körperliche, emotionale und spirituelle Eigenschaften. Das Ziel taoistischer Praktiken besteht darin, die fünf Elemente im menschlichen Körper auszubalancieren. Wenn sie sich in Harmonie miteinander befinden, sind auch Körper, Verstand und Geist im Gleichgewicht.

Der Gesundheitszustand der inneren Organe beeinflusst unsere sexuelle Energie in hohem Maße. Sexuelle Energie stellt die Essenz der inneren Organe dar. Der Körper bezieht die »beste« Energie vor allem von den Organen, um Spermien oder Eizellen zu produzieren. Gerät die sexuelle Energie aus dem Gleichgewicht, drückt sich das in den inneren Organen aus. Sind ein oder mehrere Organe nicht in Balance, wirkt sich das wiederum deutlich auf die sexuelle Energie aus. Diese beiden Faktoren sind Spiegel füreinander; wenn es in einem System zu Verbesserungen kommt, folgt das andere bald nach.

Ein einfacher Weg, sexuelle Energie zu erwecken und spiralförmig um die Organe zu bewegen, besteht darin, sich auf die Kante eines Stuhls zu setzen und dann sanft einzuatmen, während man zugleich den Penis zusammenzieht und die Energie von dort aus die Wirbelsäule entlang nach oben und in die Rumpf-Organe zieht (Abb. 1.2). Die als Inneres Lächeln, Mikrokosmischer Orbit und die Sechs Heilenden Laute bekannten grundlegenden Praktiken des *Universal Healing Tao* sind das beste Werkzeug zur Aufrechterhaltung des Gleichgewichts und der Harmonie der fünf Elemente. Diese Techniken werden im fünften Kapitel (»Chi Kung für die Prostata – Zusammenfassung«) dargestellt.

Ein anderer guter Weg zur Erhöhung der Energie im Sexualzentrum ist die Massage. Sie wird seit Tausenden von Jahren angewendet, um Gesundheit, Entspannung und ein langes Leben zu erlangen. Massage ist deshalb so förderlich, weil sie die durch Stress verursachten Spannungen abbaut und eine Verbindung zwischen Körper und Geist herstellt. Sie verbessert die Blutzirkulation, kann verklebte Muskelstränge voneinander lösen und erweckt positive Energie. Deshalb ist sie von größter Wichtigkeit.

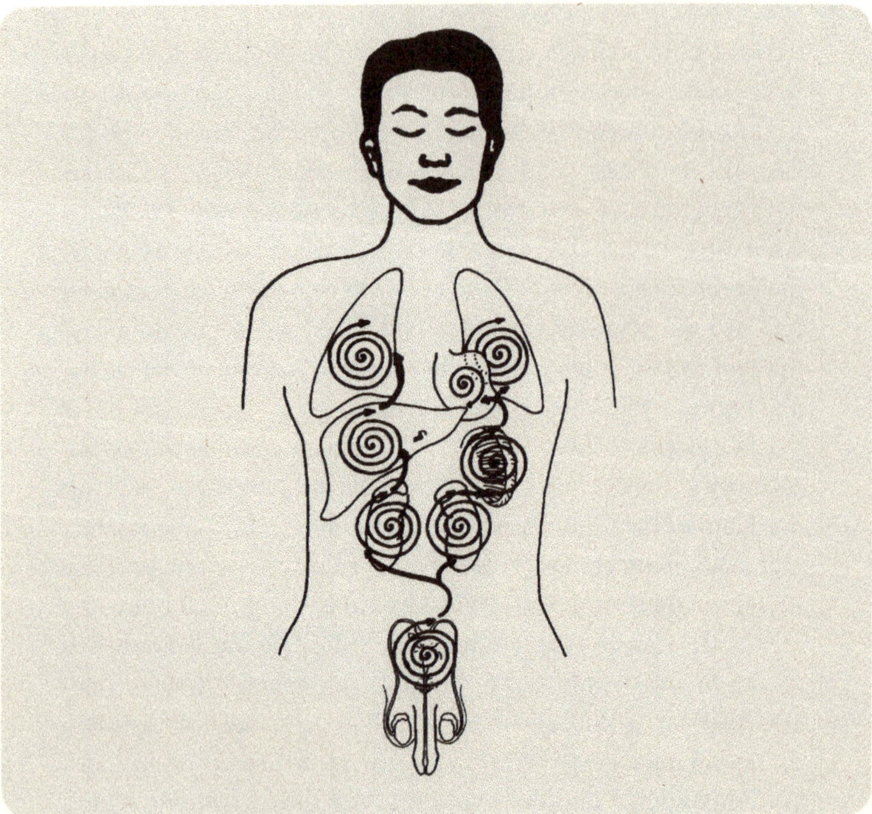

Abb. 1.2. Die Energie zu den Organen ziehen und spiralförmig um sie herum bewegen

Die Nieren und das Element Wasser

In der taoistischen Medizin gehören die Nieren – eines der fünf wichtigsten Organsysteme – zu den Haupt-Energiequellen. Wenn sie voller Kraft sind, fühlt man sich energiegeladen, schwungvoll und verfügt über jede Menge Ausdauer und eine Unmenge sexueller Energie. All dies ist darauf zurückzuführen, dass der Gesundheitszustand der Nieren in direkter Verbindung zu den ihnen entsprechenden Organe steht, also den Genitalien und folgerichtig auch der sexuellen Funktion und Leistungsfähigkeit. In der chinesischen Medizin stehen die Nieren im Körper für das Wasserelement. Wasser wird mit den Eigenschaften der Sanftmut und des negativen Gefühls der Angst in Verbindung gebracht.

Nierenmassage

Für eine gesunde sexuelle Energie ist die Stimulation und Energetisierung der Nieren von größter Bedeutung.

1. Legen Sie beide Hände auf die Nieren (am unteren Rücken, direkt über der letzten Rippe).
2. Beginnen Sie, die Nierengegend kräftig mit beiden Handflächen zu massieren. Spüren Sie, wie die Wärme tief in die Nieren eindringt. Massieren Sie kräftig vom unteren Rücken aus über die Nieren und dann wieder zum Kreuzbein hinab. Spüren Sie, wie sich dieser Bereich öffnet und mit Energie lädt.
3. Massieren Sie auf diese Weise einige Minuten lang, lassen Sie die Handflächen dann über den Nieren ruhen und projizieren Sie Energie in diese Organe hinein. Sie können sich

ein helles blaues Licht vorstellen, das in die Nieren eindringt und jegliche negative Energie in positive Kraft transformiert.

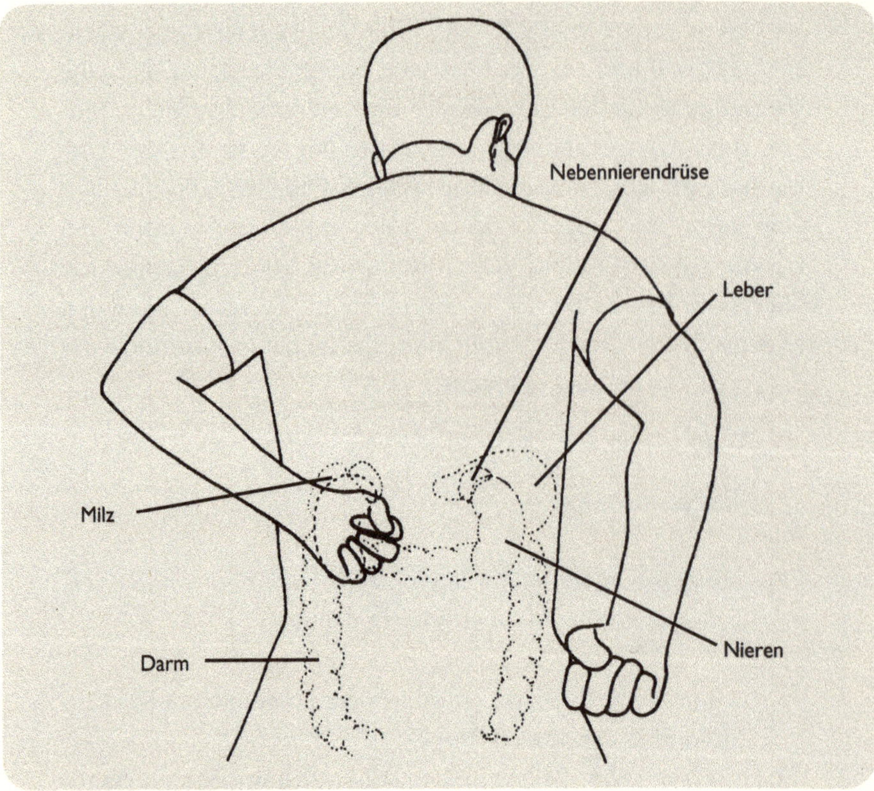

Abb. 1.3. Das Abklopfen der Nieren unterstützt die Ausscheidung von Ablagerungen.

☼ *Klopfen oder Pochen*

Ein anderer nützlicher Weg zur Stimulierung der Nieren besteht darin, sanft mit der entspannten Faust auf den Bereich des unteren Rückens zu klopfen oder zu pochen.

1. Lokalisieren Sie die Nieren am Rücken auf beiden Seiten der Wirbelsäule direkt über der untersten (freien) Rippe. Bilden Sie eine Faust, mit deren Rückseite (dem Bereich zwischen Handgelenk und Fingerknöcheln) Sie auf die Nieren klopfen (Abb. 1.3). Tun Sie das nur so fest, wie es Ihnen angenehm ist. Klopfen Sie bis zum Kreuzbein hinab und bringen Sie den gesamten unteren Rückenbereich zum Schwingen. Tun Sie das etwa 9 Mal.
2. Wechseln Sie die Hände und die Seiten des Rückens ab.
3. Reiben Sie Ihre Hände aneinander, um Wärme zu erzeugen. Reiben Sie dann mit den Handflächen über den Nieren entlang, bis diese sich warm anfühlen.

Ohrmassage

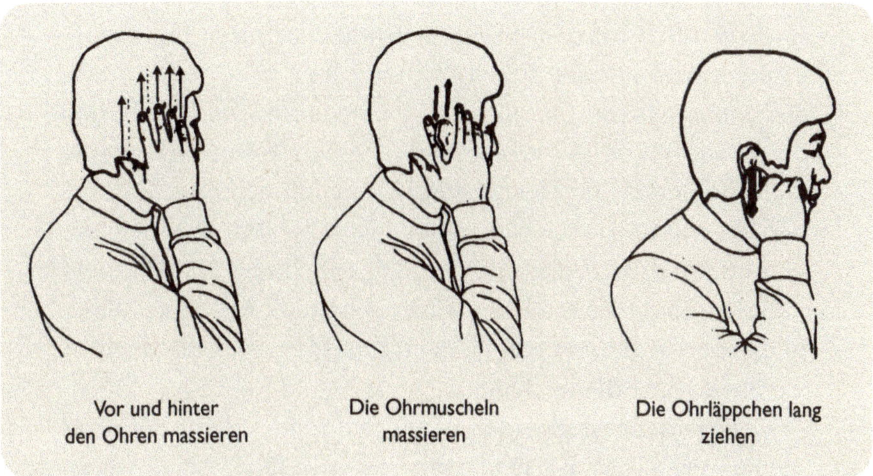

Abb. 1.4. Ohrmassage

Der traditionellen chinesischen Medizin zufolge sind die Ohren eine Erweiterung der Nierenenergie. Diese Energie kann angeregt und verstärkt werden, indem man die Ohren massiert (Abb. 1.4). Sie verfügen über mehr als 120 Druckpunkte, deren Stimulierung direkt zu einer Aktivierung der sexuellen Energie führt. Deshalb pflegen Paare natürlicherweise einander die Ohren zu küssen, daran zu knabbern und sie zu streicheln.

Nehmen Sie Ihr Ohr zwischen Daumen und Zeigefinger. Massieren Sie einfach das ganze Ohr, wobei Sie genügend Druck ausüben, um den gesamten Körper anzuregen.

Das Herz und das Element Feuer

Das Herz hat eine starke Verbindung zum Sexualzentrum. Es wird mit dem Element Feuer assoziiert und stellt das energetische Zentrum der Zuneigung und Leidenschaft dar. Es ist als »König« aller inneren Organe bekannt, da es Blut und Energie durch das ganze System zirkulieren lässt. Das Feuerelement wird mit den Eigenschaften Liebe und Freude sowie mit den negativen Emotionen der Ungeduld, des Hasses und der Grausamkeit in Verbindung gebracht. Wenn die Energie nicht fließt oder im Herzen stockt, werden negative Gefühle hervorgerufen. Haben Sie jemals bemerkt, dass Sie sich wie gestaut anfühlen, wenn Sie die Dinge in Ihrem Herzen nicht mitteilen und Ihre Emotionen zurückhalten? Auf diese Weise bildet sich negative Energie, denn Energie wird dann negativ, wenn sie nicht fließen kann.

Im Herzen feststeckende Energie stellt eines der größten sexuellen Probleme dar, denen wir uns gegenüber sehen. Wenn die Energie dort blockiert ist, wird es schwierig, tiefe Empfindungen zu erleben und sich mit dem Partner zu verbinden. Wenn beispielsweise jemand in einer Beziehung nicht mitteilt, was in seinem oder ihrem Herzen vorgeht, stockt die Energie, was zu negativen Gefühlen führt. Nur, wenn man das, was einen im Herzen bewegt, auf klare und kontrollierte Weise zum Ausdruck bringt, kann diese Energie befreit und in etwas Positives umgewandelt werden. Es ist sehr gesund, diese intime Verbindung zwischen dem Herzen und dem Sexualzentrum aufzubauen. Das Tao betrachtet Liebe und Sexualität als die beiden stärksten Energien im Körper.

Darüber hinaus steht die Feuerenergie mit freudiger Erregung und Begeisterung in Verbindung. Aus diesem Grund führt Verliebtsein zu sexuellem Begehren. Viele taoistische Meditationen konzentrieren sich auf das Ausbalancieren von Herz und Sexualzentrum. So arbeiten etwa die fortgeschrittenen taoistischen Meditationen Kan und Li (Feuer und Wasser) daran, diese beiden Energien miteinander zu vereinigen und den Dampf ihrer machtvollen Kraft durch alle Energiemeridiane zu senden.

Herzöffnung durch Brustkorbmassage

Massieren Sie Ihren Brustkorb mit den Fingern oder Fingerknöcheln (Abb. 1.5). Die Knöchel sind besser geeignet, um einen tiefer liegenden Druck zu erzeugen.

1. Halten Sie entlang des Brustbeins und zwischen den Rippen des Brustkorbs nach empfindlichen Bereichen Ausschau. Üben Sie einen sanften Druck darauf aus und massieren Sie dort, bis Sie eine Erleichterung spüren.
2. Es ist besonders gut, etwas Zeit mit der Massage des Brustbeins zu verbringen. Das befreit im Herz gestaute emotionale Energie.
3. Legen Sie die Hände schließlich über den Brustkorb und projizieren Sie Energie in den Herzbereich hinein. Stellen

Sie sich vor, wie das Herz von einem warmen, hellroten Schimmer erfüllt wird. Spüren Sie die Verbindung zwischen dem Herzen und dem Sexualzentrum.

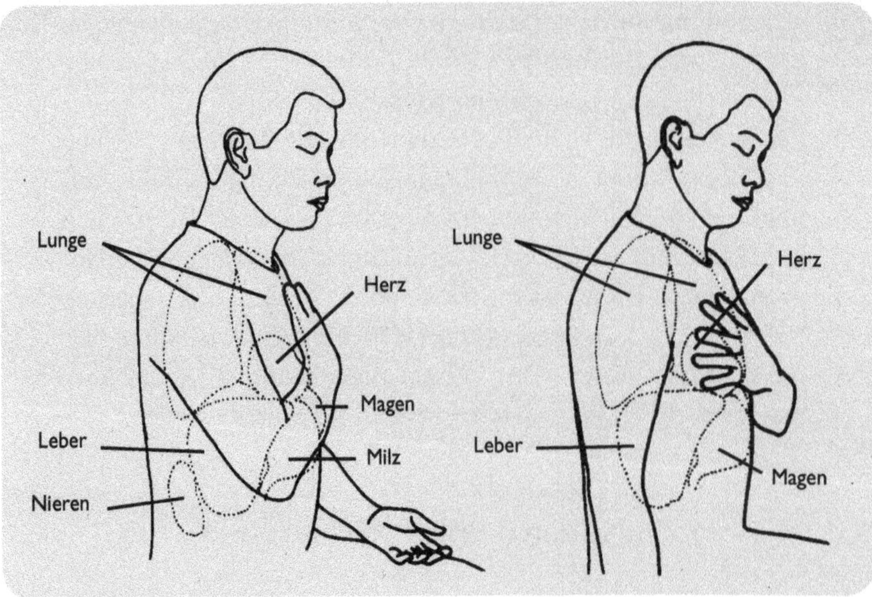

Abb. 1.5. Legen Sie Ihre Hand auf den Brustkorb, um das Herz zu öffnen.

Zungen-Chi-Kung

Die Zunge ist das Sinnesorgan des Feuerelements und die energetische Verlängerung des Herzens (Abb. 1.6). Zungenübungen sind eine gute Möglichkeit zur Öffnung des Herzens und der Sexualenergie. Es besteht eine überaus starke Verbindung zwischen der Zunge, dem Herzen und dem Sexualzentrum. Deshalb küssen sich Liebende mit der Zunge. In einigen Kulturen gilt der Zungenkuss als ebenso intim wie der Sexualakt selbst.

1. Um die Zunge zu trainieren, berühren Sie mit ihrer Spitze die Vorderseite der oberen Zähne an der Innenseite der Oberlippe. Führen Sie sie nun in einer kreisförmigen Bewegung hinab, bis sie die Innenseite der Unterlippe erreicht.
2. Lassen Sie die Zunge an der Vorderseite der Zähne und der Innenseite der Lippen etwa 36 Mal kreisen und wechseln Sie dann die Richtung.
3. Als Nächstes massieren Sie den flachen Teil der Zunge, indem Sie ihn kräftig gegen den oberen Gaumen reiben. Spüren Sie die Hitze, die dadurch geschaffen wird, durch den Kopf und den ganzen Körper fließen. Hitze ist ein gutes Zeichen dafür, dass es zu einer Aktivierung des Feuerelements im Herzen und im Sexualzentrum kommt. Massieren Sie die Zunge am oberen Gaumen mindestens 36 Mal.

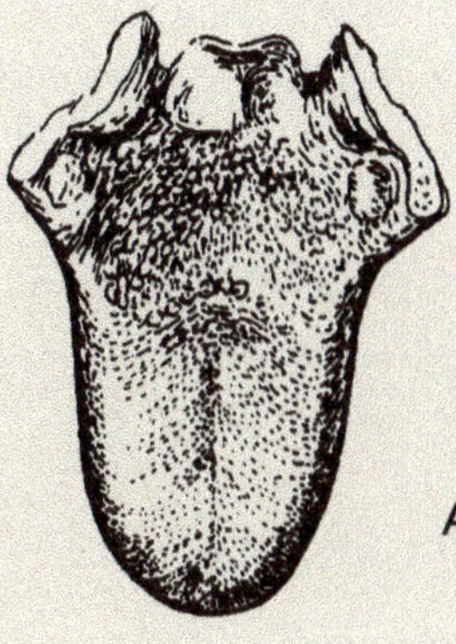

Abb. 1.6. Die Zunge

Die Lunge und das Element Metall

Die Lunge ist das Atmungsorgan, durch das wir in intimer Verbindung zum Universum stehen. Bei jedem Einatmen nehmen wir den Körper des Universums in uns auf, und beim Ausatmen geben wir ihm einen Teil von uns selbst zurück. Der Atem ist eine Metapher für diesen dynamischen Energieaustausch. Er steht für Geben und Empfangen, Ebbe und Flut, männlich und weiblich. Allein durch das Beobachten der Dynamik des Atmens werden wir bereits Zeuge des Gleichgewichts von Yin und Yang[1] sowie des steten Flusses und Austauschs der Lebenskraft innerhalb des Universums. Männliche und weibliche Beziehungen sind Teil dieses universalen Austauschs, der alle scheinbaren Gegensätze in Harmonie und Gleichgewicht bringt.

Unsere Atemmuster spiegeln immer unser Befinden. Bei sexueller Erregung wird der Atem tief und voll und pumpt Energie durch den ganzen Körper. Bei schwacher oder gestauter Lungenenergie ist es schwierig, sich erregt oder begeistert zu fühlen. Depression stellt die negative Energie der Lungen dar. Sie ist eine der Hauptursachen für Impotenz und eine geringe sexuelle Energie. Doch wenn die Energie in den Lungen fließt, fühlen wir uns ermutigt und zum Selbstausdruck angeregt. Eine positive Lungenenergie ermöglicht uns, im Leben zu atmen und es ganz zu erfahren. Auch um sexuelle Erregung zu erleben, muss der Körper lebendig und energiegeladen sein. Genau dafür sorgt eine gesunde und von Kraft erfüllte Lunge.

Die Massage der Lungenspitzen

Stimulieren und öffnen Sie die Lungen, indem Sie mit der lockeren Faust leicht auf die Brust klopfen. Das öffnet den Brustkorb und entspannt das Zwerchfell.

---

[1] *Yin* entspricht der negativen Ladung und steht für eine kühle, sanfte Energie, die oft mit dem Weiblichen in Verbindung gebracht wird. *Yang* ist die positive Ladung und repräsentiert eine heiße, unbeständige Energie, die für das Männliche charakteristisch ist.

1. Klopfen Sie auf den Bereich direkt unter dem Schlüsselbein, um die Lungenspitzen zu aktivieren und den Lungenmeridian anzuregen.
2. Fahren Sie mindestens eine Minute lang fort, mit beiden Händen die Brust abzuklopfen.
3. Spüren Sie danach dem Summen und Kribbeln im Brustbereich nach. Nehmen Sie zwei oder drei tiefe Atemzüge. Fühlen Sie, wie sich die Lungen öffnen und mit Energie aufladen.

Die Leber und das Element Holz

Die Leber überträgt eine große Energiemenge in das Sexualzentrum. Sie wird mit dem Element Holz sowie mit den Eigenschaften der Freundlichkeit und Vergebung in Verbindung gebracht. Die negativen Gefühle der Leber sind (sexuelle) Frustration und Ärger. Wenn die Leberenergie angestaut ist, können wir uns einfach nicht entspannen. Entspannung ist jedoch ein unverzichtbarer Teil einer guten sexuellen Gesundheit. Wenn wir nervös und angespannt sind, kann die Energie nicht fließen.

Das Holzelement ist für die Stärke der männlichen Erektion von großer Bedeutung. Wenn es blockiert ist, fällt es dem Mann üblicherweise schwer, eine Erektion zu erreichen, selbst wenn er sich erregt fühlt. Dieses Problem ist meist mit Tiefenentspannung zu lösen. Die Auflösung der Stauung in der Leber ermöglicht der Holzenergie, in das Sexualzentrum zu fließen.

Fußmassage

Der Lebermeridian verläuft entlang der Beine in die Füße hinab. Deshalb ist eine Fußmassage eine gute Möglichkeit, um den Körper zu entspannen und das Holzelement anzuregen. Von einer tieferen Entspannung des Körpers profitiert auch das Sexualzentrum. In einem gestressten und angespannten Körper kommt es jedoch zu einem Stau der sexuellen Energie.

1. Massieren Sie die Füße mit beiden Händen und wenden Sie dem großen Zeh Ihre besondere Aufmerksamkeit zu. Dort endet der Lebermeridian.
2. Verwenden Sie mindestens fünf Minuten auf jeden Fuß, um sicherzustellen, dass sich die Energie in den Körper hinein bewegt.

Die Milz und das Element Erde

Die Milz steht mit dem Erdelement und den Eigenschaften des Gleichgewichts und der Offenheit in Verbindung. An negativen Gefühlen werden mit ihr Angst und Sorge assoziiert. Wenn das Erdelement aus dem Gleichgewicht gerät, sind die Wahrnehmungen des Körpers nicht miteinander verbunden, was es schwierig macht, mit den eigenen Empfindungen in Kontakt zu kommen. So verursacht zum Beispiel eine Stauung der Milzenergie geistige Überaktivität, die ihrerseits wiederum zu Grübelei und Sorgen führt. Es ist schwer, in Kontakt mit dem Körper zu sein, wenn sich im Kopf überschüssige Energie staut.

Befindet sich die Energie des Erdelements im Fluss, können wir unser Zentrum und unsere Verbundenheit mit der Gesamtheit des Lebens spüren. Dann empfinden wir uns als mit uns selbst verbunden und können diese Verbindung auch zu anderen herstellen, sowohl auf sexuelle wie auch emotionale Weise. Der Unterleib ist das Zentrum des Körpers. Wenn er von Energie erfüllt ist, trifft dasselbe auf den gesamten Körper zu.

Unterleibsmassage

1. Massieren Sie den Unterleib auf sanft kreisende Weise, indem Sie ihn in Richtung des Verdauungsflusses reiben, also von links nach rechts (Abb. 1.7). Tun Sie das mindestens 36 Mal.

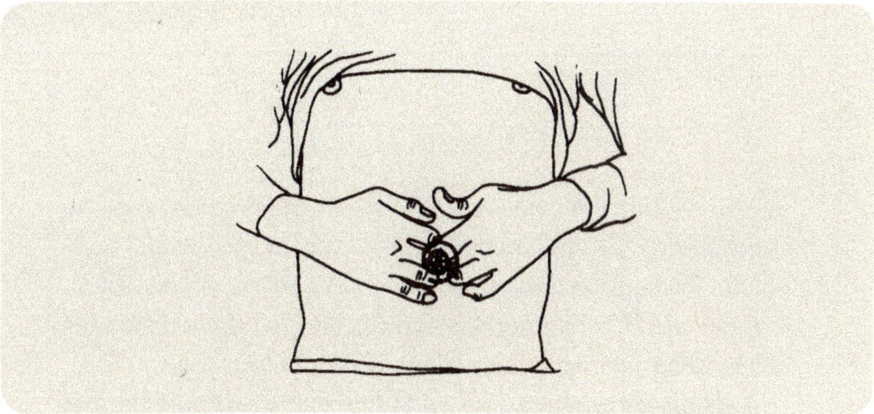

Abb. 1.7. Der Schlüssel zur Aufrechterhaltung der Gesundheit besteht darin, jeden Tag Spannungen, Sorgen und Gifte zu beseitigen und durch Unterleibsmassagen eine gute Sexualenergie zu bewahren.

2. Fühlen Sie mit den Fingerspitzen nach möglichen Anzeichen von Anspannung oder Verstopfung. Arbeiten Sie dort

tiefer in den Unterleib hinein und spüren Sie, wie dabei die Spannung nachlässt.

3. Arbeiten Sie während der Massage auch mit Ihrem Atem. Prüfen Sie, ob Sie ganz bis in den Bauch hinunter atmen können. Erinnern Sie sich daran, dass die Organe die Energie für das Sexualzentrum zur Verfügung stellen. Wenn der Bereich des Unterleibs mit Energie gefüllt ist, befindet sich das Sexualzentrum in Harmonie und Gleichgewicht.

Wir kennen eine Art des Atmens, die schädlich und beengend ist. Es gibt jedoch noch eine andere Art: den Atem der Liebe, der dich bis in die Unendlichkeit tragen kann.

Rumi, Offenes Geheimnis

DAS CHI KUNG DER PROSTATA-ATMUNG

Der erste Schritt, um eine sexuell kraftvollere Person zu werden, besteht darin, auf angemessene Weise atmen zu lernen. Viele sexuelle Übungen erfordern ein gewisses Maß an Atemkontrolle. Wenn Sie richtig zu atmen lernen, werden diese Übungen viel einfacher und haben eine weitaus höhere Wirkung.

Atemübungen sind ein direktes Mittel zur Stresskontrolle. Das wird deutlich, wenn Sie sich bewusst machen, wie Sie während einer Stresssituation atmen. Dann wird der Atem im Brustkorb eingeklemmt und kommt in kurzen, flachen Zügen, die kaum Sauerstoff in die Lunge bringen können. Unter extremen Bedingungen verschwindet die Atembewegung fast vollständig. Bei dieser Form der flachen Atmung kann der lebenspendende Sauerstoff nicht ungehindert durch den Körper fließen, was zu noch mehr Stress und Anspannung führt. Dann wird der Atem im Körper festgehalten, statt verarbeitet und losgelassen zu werden.

Die chinesische Medizin hat schon vor langer Zeit entdeckt, dass der Atem den emotionalen Zustand des Körpers auf direkte Weise widerspiegelt. Ein trauriger Mensch atmet in kurzen Zügen ein und verschließt die Luft dann im oberen Brustkorb. Jemand, der zornig ist, atmet lange und zusammengezogen aus, worauf eine verzweifelt kurze Einatmung erfolgt. Selbst wenn wir uns gerade nicht in einer sehr emotionalen Stimmung befinden, spiegelt der Atem immer noch das gerade im Körper herrschende Grundgefühl wieder, das oft nicht sehr stärkend ist.

So, wie die richtige Ernährungsweise die körperlichen Speicher für Nährstoffe auffüllt, verbessert eine angemessene Atmung die Zufuhr an Lebensenergie. Richtiges Atmen geht vom Zwerchfell und nicht vom Brustkorb und den Schlüsselbeinen aus. Heutzutage entwickeln Erwachsene aufgrund von Trägheit, Unwissenheit, Rauchen, Umweltverschmutzung, Verstopfung und anderen Faktoren ausnahmslos eine flache Brustatmung und nicht die tiefe Bauchatmung, die für uns natürlich ist. Alle echten Kampfsport- und Meditationspraktiken verwenden den Atem als Tor zu einer guten Körperkontrolle.

Die Bauchatmung ist das Natürlichste auf der Welt, aber wir haben vergessen, wie wir früher atmeten. Haben Sie jemals einen Säugling beim Atmen beobachtet? Falls nicht, tun Sie das einmal bei der nächsten sich bietenden Gelegenheit. Achten Sie besonders darauf, wo die Atmung stattfindet: im Unterleib und nicht im Brustkorb. Das ist die natürliche Atemweise, zu der wir zurückkehren müssen.

Bei der Brustatmung verwenden wir die Zwischenrippenmuskeln, um den oberen Brustkorb gewaltsam auszudehnen. Dadurch verringert sich der Luftdruck in der Brust, und die Luft tritt durch Ansaugung ein. Auf diesem Weg werden jedoch die unteren Bereiche der Lunge, die bei weitem die größte Oberfläche haben, nicht genutzt. Deshalb benötigt man etwa drei Mal so viele Brust-Atemzüge, um dieselbe Menge Luft aufzunehmen, die ein einziger Zwerchfell-Atemzug in die Lunge bringt.

Tiefe Bauchatmung

Ein vollständiger, tiefer Atemzug in den Bauch sollte drei Bereiche der Lunge sanft und ununterbrochen ausdehnen. Diese Ausdehnung beginnt im unteren Teil der Lunge, der sich eher im Unterleib befindet, und nicht im oberen Brustkorb (Abb. 1.8).

1. Atmen Sie langsam in den unteren Lungenbereich ein, indem Sie das Zwerchfell ausdehnen und nach unten in die Bauchhöhle treiben lassen. Wenn es vollständig ausgedehnt ist, kommen die Zwischenrippenmuskeln ins Spiel und öffnen den Brustkorb, um den mittleren Lungenbereich mit Luft zu füllen.
2. Ist der Brustkorb vollständig ausgedehnt, heben Sie die Schlüsselbeine, damit die Luft in die engen oberen Lungentaschen fließen kann.
3. Atmen Sie auf umgekehrte Weise aus, indem Sie zuerst die Luft im oberen Brustkorb entlassen, dann durch die Rippen hinabgehen und schließlich mit Hilfe einer leichten Kontraktion des Unterleibs die Luft ausstoßen, die sich noch in den unteren Lungenbereichen befindet.

Eine auf diese Weise durchgeführte Zwerchfell-Atmung reduziert die Anzahl der Atemzüge pro Minute um die Hälfte, verbessert die Atemeffizienz erheblich, verringert die Belastung des Herzens und erhält die Lebensenergie. Diese Form der Atmung wird für den Körper automatisch zum Signal, sich zu entspannen und zu beruhigen, und stellt eine der besten Möglichkeiten zur Bekämpfung des Alltagsstresses dar. Üben Sie die tiefe Bauchatmung, wann immer Sie ein paar Minuten übrig haben – beim Autofahren, wenn Sie in einer Schlange stehen, auf den Zahnarzt warten oder überall sonst, wo Sie es sich nur vorstellen können. Sie werden davon in hohem Maß profitieren. Mit etwas Übung wird Ihr Körper schon bald beginnen, unbewusst automatisch tiefer zu atmen.

Eine tiefe Bauchatmung aktiviert die Kranial- und Sakralpumpen und unterstützt den Fluss der Rückenmarksflüssigkeit durch die Gelenke und den Schädel. Rückenmarks- und Samenflüssigkeit ähneln einander in ihrer Art sehr.

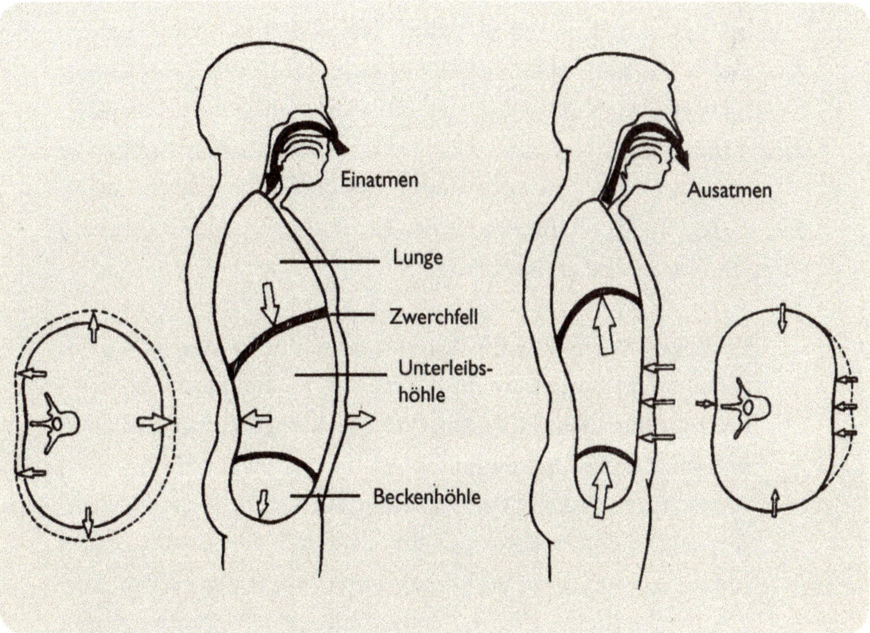

Abb. 1.8. Tiefe Unterleibsatmung

Darüber hinaus ist die tiefe Bauchatmung eine wunderbare Übung zur Steigerung der sexuellen Energie. Sie schickt Energie in den Beckenboden hinab und lockert und entspannt die gesamte Beckenhöhle. Ohne Tiefenatmung tendiert der Unterbauch dazu, sich anzuspannen und zusammenzuziehen. Eine solche Spannung im Unterleib führt unweigerlich zu einem Ungleichgewicht im Sexualbereich, was wiederum entweder in geringer oder unkontrollierbarer sexueller Energie resultiert. Bei Männern kann diese Anspannung zu vorzeitigem Samenerguss, »feuchten Träumen«, Impotenz oder sexueller Frustration führen.

Energetisierende Atmung

Die Energie-Atmung wird ausgeführt, indem man die Luft schnell aus den Lungen ausstößt. Sie soll die Effizienz des Kreislaufs erhöhen, indem sie die Energie im Bereich des Unterbauchs verstärkt. Stellen Sie sich ein kleines Feuer vor, das sich direkt hinter dem Nabel befindet. Um diesen kleinen Funken in ein lebhaftes Feuer zu verwandeln, benötigen wir Luft. Wenn Sie diese Übung ausführen, sollte Ihr Atem wie ein Blasebalg klingen, der ein Feuer anfächelt.

1. Beginnen Sie, indem Sie durch starkes Zusammenziehen der Bauchwand die gesamte Luft aus Ihrer Lunge ausstoßen.
2. Unmittelbar danach lassen Sie die Lungen sich natürlich und ohne jede Anstrengung etwa bis zur Hälfte füllen.
3. Wenn die Lungen bis zur Hälfte gefüllt sind, ziehen Sie sofort wieder die Bauchwand ein, um einen weiteren Luftstoß hinaus zu senden. Die Übung besteht aus etwa 20 bis 30 solch schneller Luftstöße. Das stärkt und energetisiert den unteren Bereich des Unterleibs.

Hodenatmung

Die Hodenatmung (siehe Abb. 1.9) kann im Sitzen, Stehen oder Liegen ausgeführt werden.

- **Sitzend:** Setzen Sie sich auf einen Stuhl. Ihr Gewicht ist gleichmäßig auf Ihre Beine und Ihr Gesäß verteilt. Bedecken Sie Ihre Genitalien mit bequemer Unterwäsche oder lockerer Kleidung. Ihre Füße sollten flach auf dem Boden stehen. Ihre Handflächen liegen auf Ihren Knien.
- **Stehend:** Stehen Sie aufrecht und entspannt. Ihre Füße sind etwa schulterbreit voneinander entfernt. Ihre Arme hängen locker an den Seiten Ihres Körpers herab, die Knie sind nicht durchgedrückt.
- **Auf der rechten Seite liegend:** Verwenden Sie ein Kissen, um Ihren Kopf etwa acht bis zehn Zentimeter hoch zu lagern. Legen Sie den rechten Daumen hinter Ihr Ohr und falten Sie es leicht nach vorne; die anderen Finger bleiben vor dem Ohr. Legen Sie Ihre linke Hand auf der Außenfläche des linken Oberschenkels ab. Beugen Sie das linke Knie leicht und legen Sie es auf die Oberseite des rechten Beins. Das rechte Bein ist gestreckt.

1. Runden Sie Ihren Nacken und Ihre Schultern leicht und legen Sie Ihre Zunge am Gaumen an. Während dieser Übung atmen Sie in kleinen, kurzen Zügen ein, so dass auf eine Ausatmung viele Einatmungen kommen.
2. Atmen Sie durch die Nase ein und ziehen Sie die Hoden hinauf. Halten Sie den Atem einen Moment an und atmen Sie dann langsam wieder aus, während Sie Ihre Hoden hinunter gleiten lassen und eine kühle Energie darin wahrnehmen. Wiederholen Sie das 9 Mal.

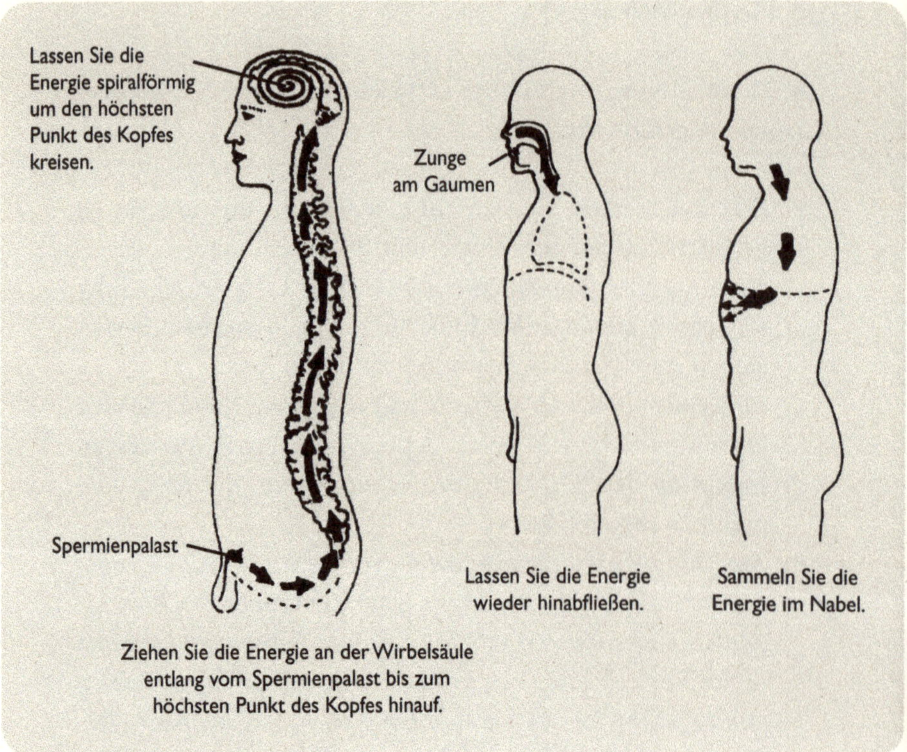

Abb. 1.9. Hodenatmung

3. Atmen Sie ein und ziehen Sie die Energie zum Spermienpalast am Schambeinknochen hinauf. Halten Sie sie und atmen Sie dann langsam aus. Wiederholen Sie das 9 Mal.
4. Lenken Sie die Energie den Rücken entlang hinauf, als würden Sie an einem Strohhalm saugen. Drücken Sie den unteren Rücken nach außen, als pressten Sie ihn flach gegen eine Wand. Auf diese Weise aktivieren Sie die Sakral- und Kranialpumpen. Richten Sie Ihre Aufmerksamkeit auf das Kreuzbein und atmen Sie langsam wieder aus.
5. Entspannen Sie Kreuzbein und Nacken.

6. Atmen Sie ein und lenken Sie die Energie zum Brustwirbel Th11 hinauf. Dann entspannen Sie sich und atmen aus.
7. Atmen Sie ein und leiten Sie die Energie zum Jadekissen an der Schädelbasis hinauf. Dann entspannen Sie sich und atmen aus.
8. Bei der letzten Einatmung führen Sie die Energie bis zur höchsten Stelle des Kopfes hinauf. Am Scheitelpunkt lassen Sie die Energie in Ihrem Gehirn 9 bis 36 Mal gegen und dann 9 bis 36 Mal mit dem Uhrzeigersinn in einer spiralförmigen Bewegung kreisen.
9. Danach legen Sie Ihre Zunge am Gaumen an und lassen die Energie ins Dritte Auge, die Zunge, die Kehle und das Herz hinabfließen. Wenn Sie dort angekommen sind, machen Sie eine kurze Pause und spüren, wie sich die sexuelle (kreative) Energie in Liebesenergie umwandelt. Danach gehen Sie weiter zum Solarplexus und zum Nabel hinab. Sammeln Sie die Energie am Nabel (Abb. 1.9).

Kompression des Hodensacks

Diese Übung baut auf effektive Weise sexuelle Kraft auf, indem sie elektromagnetisch geladene Energie in die Hoden bringt. Während ein Gefühl der Ausdehnung die Hoden erfüllt, nimmt die sexuelle Energie zu und gelangt schließlich durch den Kleinen Energiekreislauf in die höheren Zentren des Körpers. Der Kleine Energiekreislauf verläuft vom Sexualzentrum aus die Wirbelsäule entlang bis nach oben zum Scheitelpunkt und dann wieder an der Vorderseite des Körpers hinab und bis zum Sexualzentrum zurück. (In Kapitel 5 finden Sie Anweisungen zur Öffnung des Mikrokosmischen Orbits.) Diese Übung ist nach der Sexualenergie-Massage (siehe Kapitel 2) oder dem Chi-Gewichtheben (siehe Kapitel 3) besonders wichtig, um die aus den Genitalien entnommene Energie wieder aufzufüllen.

Warnung! Führen Sie diese Übungen nicht durch, wenn Sie unter infektiösen Geschlechtskrankheiten oder Hautausschlägen im Genitalbereich leiden. Methoden zur Einleitung von sexueller Energie in den Körper können dazu führen, dass bereits vorhandene Geschlechtskrankheiten auf die inneren Organe übergreifen.

1. Setzen Sie sich auf die Kante eines Stuhls. Ihre Hoden hängen locker über die Kante.
2. Atmen Sie tief ein, dehnen Sie Ihren Solarplexus aus, kontrahieren Sie gleichzeitig den Anus und ziehen Sie Energie in den oberen Bereich des Unterleibs hinein.
3. Komprimieren Sie die Energie im Solarplexus zu einer Kugel (siehe Abb. 1.10). Rollen Sie diesen Chi-Ball an der Vorderseite des Unterleibs entlang zum Nabel und dann in die Beckenregion hinab.
4. Ziehen Sie die Unterleibsmuskeln nach unten, komprimieren Sie das Chi und bringen Sie es in den Hodensack. Halten Sie es dort, so lange Sie können. Um einen Energieverlust zu vermeiden, drücken Sie den Anus zusammen und spannen die Damm-Muskulatur an.
5. Während Sie die Kompression aufrecht erhalten, drücken Sie Ihre Zunge gegen den Gaumen, um im Kleinen Energiekreislauf einen maximalen Energiefluss sicherzustellen. Schlucken Sie tief in das Sexualzentrum hinein.
6. Atmen Sie aus. Nehmen Sie ein paar kurze, schnelle Atemzüge, indem Sie den unteren Bereich Ihres Unterleibs einziehen und wieder nach außen drücken (energetisierende

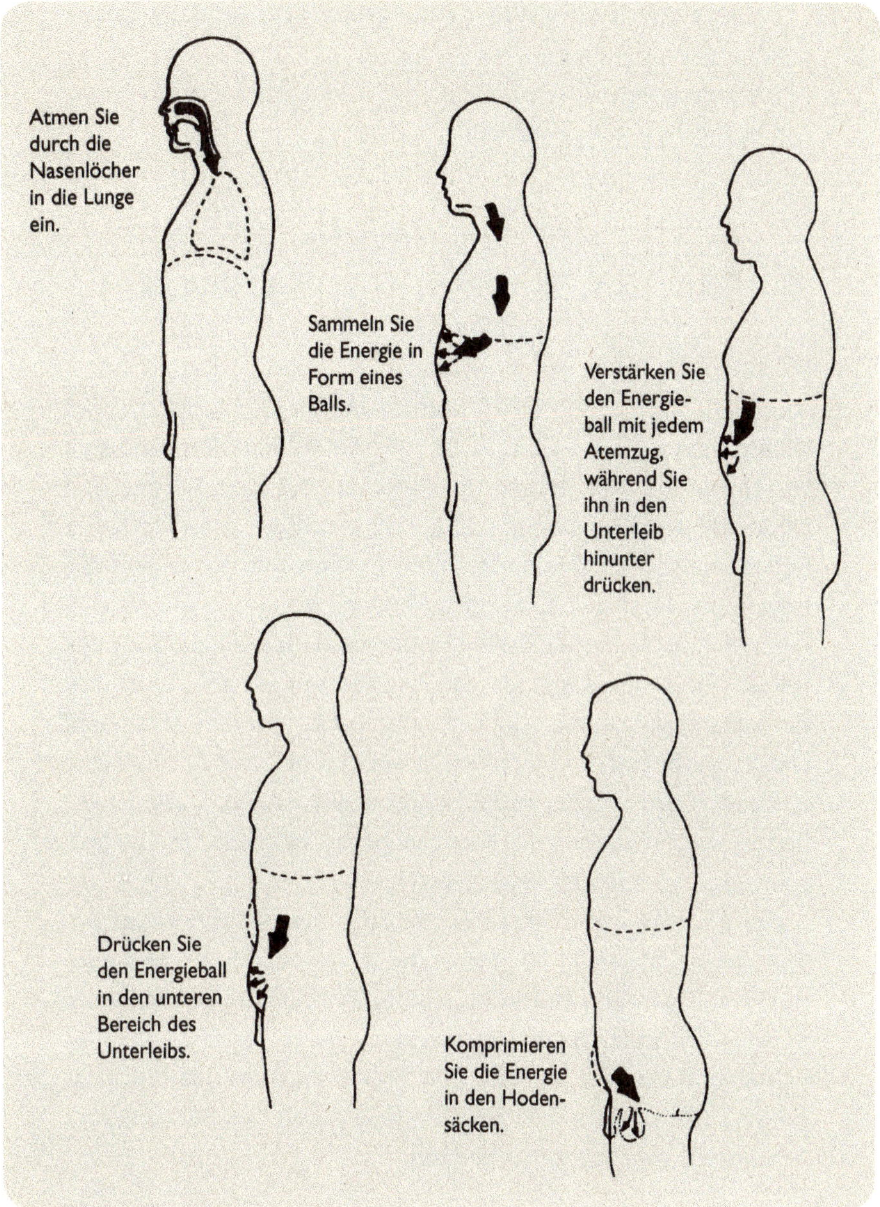

Abb. 1.10. Hodenkompression

Atmung), bis Sie wieder normal atmen können. Entspannen Sie sich vollständig.

7. Wiederholen Sie die Übung 3 bis 9 Mal, bis Sie spüren, wie sich die Hoden erwärmen.

DURCH KONTROLLIERTE EJAKULATION DIE SEXUELLE ENERGIE KULTIVIEREN

Aus einer taoistischen Sicht der sexuellen Gesundheit ist es wichtig, die sexuelle Energie zu kultivieren, statt sie sinnlos zu verschwenden. Für Männer bedeutet das die Regulierung und Kontrolle des Samenergusses. Dieser erschöpft die Quelle der Lebensenergie zu oft und verhindert so, dass sich die Wasser des Lebens im Rest des Körpers ausbreiten können. Alle taoistischen Schulen stimmen darin überein, dass die Einbehaltung des Samens und eine angemessene Regulierung seines Ausstoßes für männliche Adepten unverzichtbare Fähigkeiten darstellen. Dieses Einbehalten unterscheidet sich jedoch auf dramatische Art und Weise von der religiösen Idee des Zölibats. Die Regulierung und Steuerung des Samenergusses bedeutet im Tao keineswegs, dass man zölibatär leben muss.

Der grundlegende Zweck der taoistischen Kultivierungsmethoden besteht darin, die Menge der lebenspendenden und alterungsverzögernden Hormone, die im Zuge sexueller Erregung in den Körper des Mannes abgegeben werden, so weit wie möglich zu erhöhen, um zugleich den Verlust an Samen und der damit in Verbindung stehenden Hormone durch den Samenerguss so weit wie möglich zu reduzieren.

Trainieren Sie Ihren PC-Muskel

Ein trainierter *Musculus Pubococcygeus* (PC-Muskel) ermöglicht Ihnen, Kontrolle über Ihren Samenerguss zu erlangen und so einen vorzeitigen Ejakulationsdrang zu vermeiden (siehe Abb. 1.11). Darüber hinaus verbessert er den Harnfluss und die Blutzirkulation, was zu einer Vergrößerung des Penis und verstärkten Empfindungen führen kann. Darüber hinaus kann er die sexuelle Ausdauer erhöhen und multiple Orgasmen ermöglichen. Diese Übungen können dazu beitragen, Ihr Leben zu verlängern, weil sie zu einer gut entwickelten, gesunden Prostata führen.

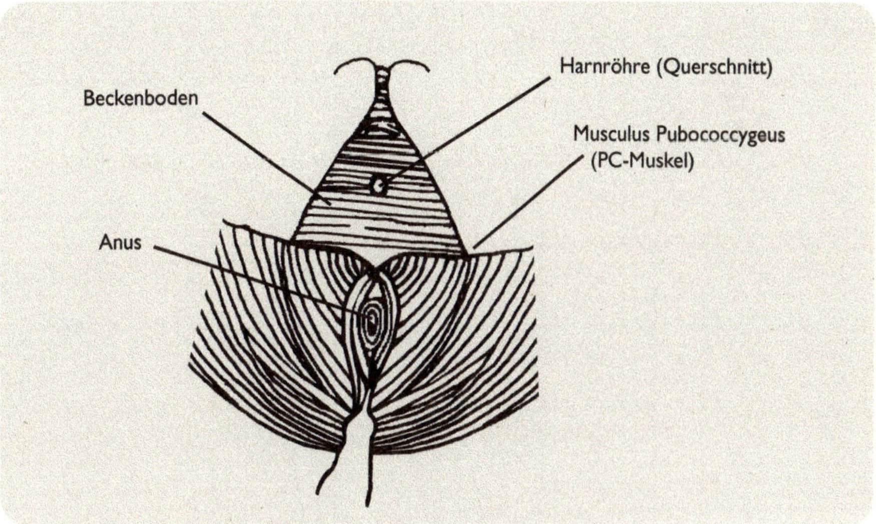

Abb. 1.11. Die Position des Pubococcygeus-Muskels im männlichen Beckenboden

Der erste Schritt eines PC-Trainings besteht in der Lokalisierung des PC-Muskels. Manche Männer können das schon viele Jahre lang, ohne es zu wissen. Wenn Sie Ihren Penis während einer Erektion von sich aus in Bewegung versetzen können, haben Sie Ihren PC-Muskel gefunden. Falls Ihnen das nicht gelingt, versuchen Sie, wenn Sie das nächste Mal urinieren, den Harnfluss anzuhalten, bevor Sie fertig sind. Der Muskel, den Sie dafür verwenden, ist der PC-Muskel.

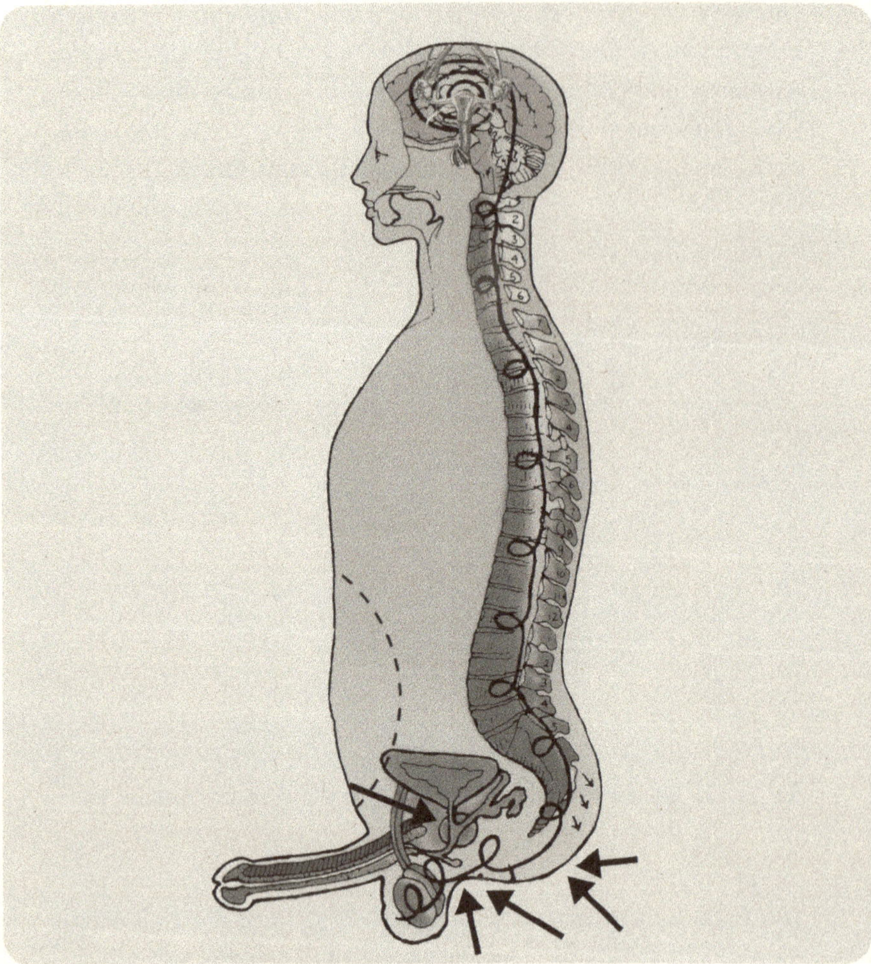

Abb. 1.12. Den PC-Muskel anspannen

Versuchen Sie, Ihren PC-Muskel 10 bis 20 Mal anzuspannen, um festzustellen, wie gut Sie sich auf ihn konzentrieren können. Wenn Ihr Penis nach 20 Mal ermüdet, sind Sie ziemlich außer Form. Nach etwa 20 solcher Muskelbewegungen spannen Sie den Muskel richtig fest an und halten die Spannung so lange wie möglich (siehe Abb. 1.12). Die alten Taoisten nannten diese Übung »den Anus anspannen«, denn eine Spannung des PC-Muskels verengt auch den Anus. Selbst wenn es anfangs aufgrund mangelnder Stärke des PC-Muskels einschüchternd wirken mag, werden Sie binnen weniger Monate kontinuierlichem Übens bald in der Lage sein, den Ejakulationsdrang zu kontrollieren, indem Sie den PC-Muskel einfach so lange fest anspannen, bis der Drang vorüber ist.

Ihre Ejakulationsfähigkeit sowie die Stärke des Samenergusses, die Stärke und Festigkeit Ihrer Erektion sowie Gesundheit und Wohlbefinden Ihrer Prostata stehen in direktem Zusammenhang mit der Anzahl der PC-Muskel-Übungen, die Sie durchführen. Streben Sie mindestens 200 bis 500 Anspannungen täglich an.

Übungen für den PC-Muskel

Aufwärmen

1. Beginnen Sie, indem Sie Ihren PC-Muskel in einem regelmäßigen Rhythmus mindestens 30 Mal an- und wieder entspannen (Klammer).
2. Am Ende dieser Serie ruhen Sie sich 30 Sekunden lang aus.
3. Fahren Sie mit zwei weiteren Serien fort, zwischen denen Sie wiederum 30 Sekunden ruhen.

Nachdem Sie die dritte Serie durchgeführt haben, sollten Sie aufgrund des erhöhten Blut- und Chi-Flusses bereits eine bessere Kontrolle über Ihren PC-Muskel erlangt haben.

☼ *Die PC-Klammer*

1. Spannen und entspannen Sie den PC-Muskel immer wieder. Beginnen Sie mit Reihen von 30 Mal und steigern Sie langsam auf bis zu 100 Mal und mehr.
2. Führen Sie für den Rest Ihres Lebens mindestens 300 PC-Kontraktionen täglich aus.

Der PC-Muskel heilt sehr rasch; es ist möglich, dass sie jeden Morgen mit einer Erektion erwachen. Sie werden bald schon feststellen, dass die Durchführung dieser Übung die beste Entscheidung ist, die Sie jemals für Ihre sexuelle Gesundheit und Vitalität getroffen haben.

☼ *Lange, allmähliche Anspannung*

1. Wärmen Sie sich mit einer Reihe von 30 Mal kontrahieren auf und spannen Sie den Muskel danach so fest und tief wie nur möglich an.
2. Wenn es nicht mehr fester geht, bleiben Sie in dieser Position, bis Sie bis 20 gezählt haben.
3. Ruhen Sie 30 Sekunden lang.
4. Wiederholen Sie diese Sequenz 5 Mal.

Nach etwa einem Monat Training sollten Sie in der Lage sein, diese Sequenz auf jeden Fall einige Minuten lang am Stück durchzuführen. Diese besondere Übung verleiht Ihnen kraftvolle Erektionen und die Fähigkeit, in der Liebe so lange durchzuhalten, wie Sie es sich wünschen. Sie sollten sich allmählich hocharbeiten auf 10 Reihen mit jeweils zwei Minuten langen Klammerperioden.

Übung zur Dehnung der Hoden

1. Wärmen Sie sich wie vor den PC-Übungen auf.
2. Umfassen Sie die Hoden mit der einen und den Penis mit der anderen Hand und beginnen Sie, beide in gegensätzliche Richtungen zu dehnen, hinauf und hinunter. Gleichzeitig atmen Sie aus, lassen den Bauch flach werden und strecken die Zunge heraus (Abb. 1.13.) Hören Sie auf, wenn Sie eine gute Dehnung empfinden, und halten Sie diese 20 Sekunden lang.

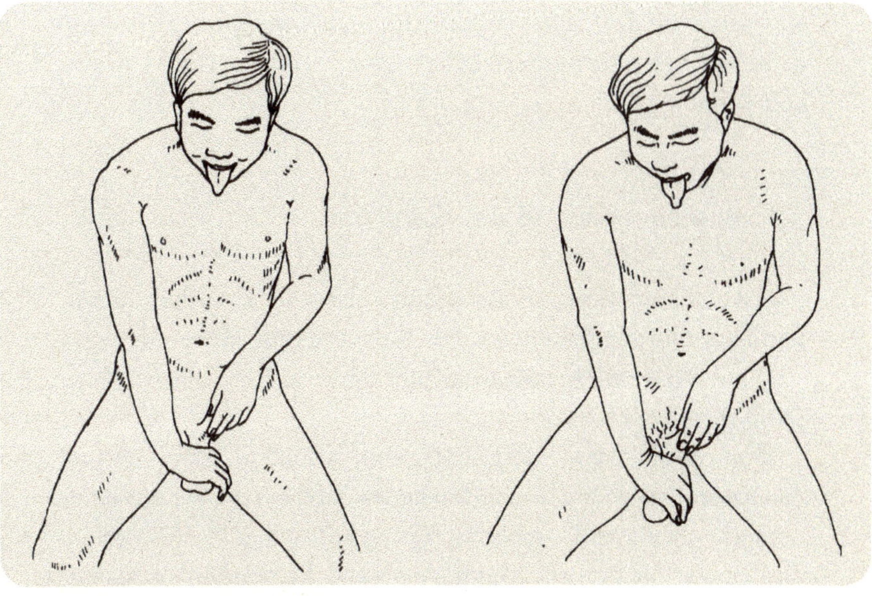

Abb. 1.13. Hodendehnung

3. Nach diesen 20 Sekunden entspannen Sie für ein paar Sekunden. Dann ergreifen Sie wieder Ihre Hoden und den Penis.
4. Dehnen Sie beides noch einmal, aber diesmal ziehen Sie Ihre Hoden nach links und den Penis nach rechts. Wenn Sie eine gute Dehnung wahrnehmen, halten Sie diese Position 20 Sekunden lang. Danach ruhen Sie für 10 Sekunden.
5. Bei der nächsten Dehnung ziehen Sie Ihre Hoden nach rechts und den Penis nach links. Warten Sie, bis Sie die Dehnung gut spüren können, und halten Sie diese Position 20 Sekunden lang. Danach ruhen Sie für 10 Sekunden.
6. Bei der nächsten Dehnung ziehen Sie Ihre Hoden nach unten und Ihren Penis nach oben. Warten Sie, bis Sie die Dehnung gut spüren können, und halten Sie diese 30 Sekunden lang.

Die Dehnungen bitte langsam steigern und auf die Signale Ihres Körpers achten. Wachstum entsteht, wenn wir unsere Grenzen erreichen, sie aber nur allmählich überschreiten. Mit Achtsamkeit vermeiden wir auch Verletzungen.

Sexuelle Energie und das Gehirn

Der weise Taoist sagt: »Bringe die sexuelle Energie zurück, um das Gehirn zu beleben.« Die Sexualorgane stehen in enger Verbindung zum Hirnzentrum und vor allem zur Zirbeldrüse (Abb. 1.14).

Wenn Sie die sexuelle Energie zum Kreuzbein hinunter und dann zum Gehirn hinauf kreisen lassen, verbessern Sie das Erinnerungsvermögen des Gehirns. Spannen Sie den PC-Muskel an und ziehen Sie Augen, Mund, Anus und Prostatadrüse zusammen, um das Hirnzentrum zu aktivieren (Abb. 1.15).

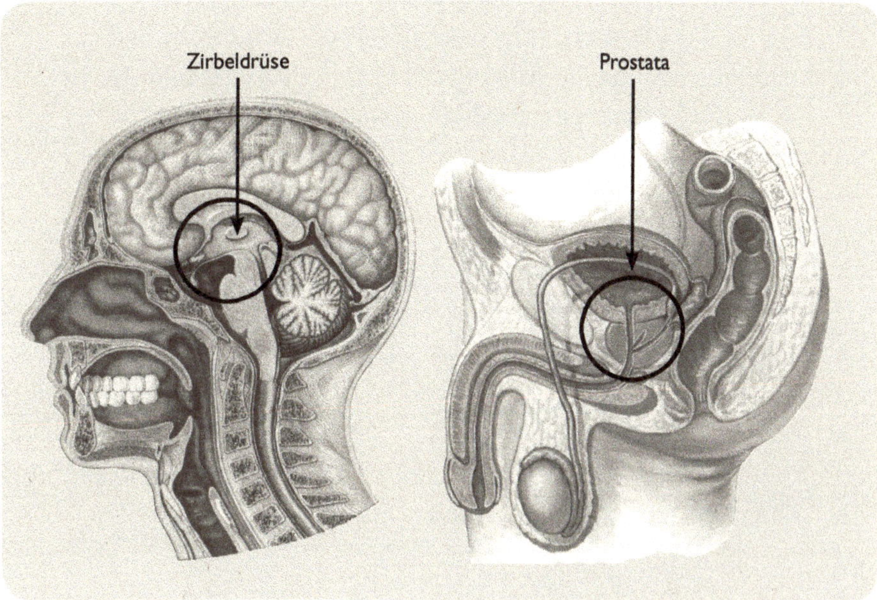

Abb. 1.14. Das Hirnzentrum steht mit den Sexualorganen in Verbindung.

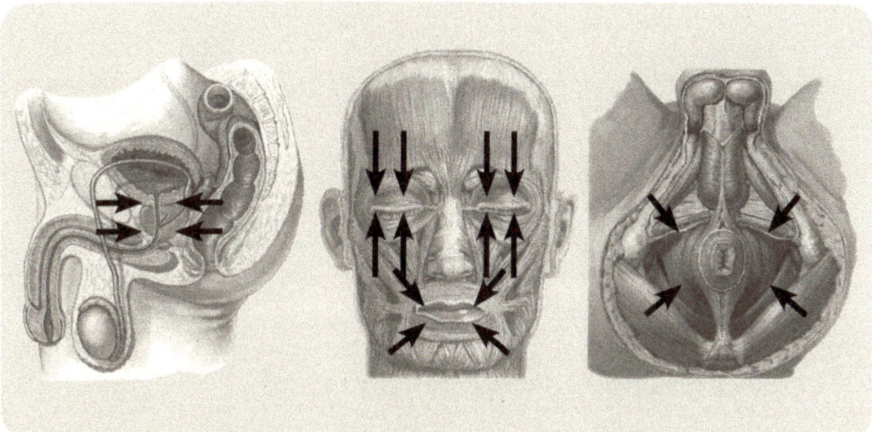

Abb. 1.15. Die Kontraktion der Augen, des Mundes, der Prostata und des Anus aktiviert das Hirnzentrum.

Indem Sie die sexuelle Energie zum Gehirn hochziehen, wandeln Sie das Physische (die Spermien) in das Ätherische und das Materielle ins Immaterielle um (Abb. 1.16). Die Zirbeldrüse ist das zweite Sexualorgan. Bei Männern stellt es das weibliche Sexualorgan dar (Abb. 1.17).

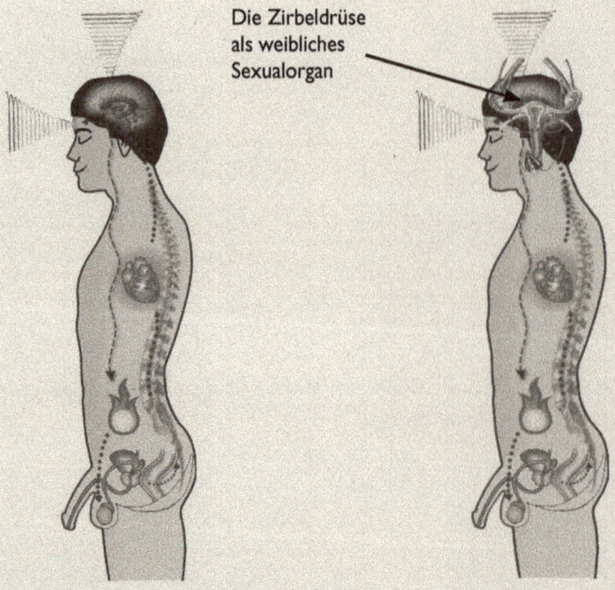

Abb. 1.16. Das Physische in das Ätherische umwandeln, indem man die sexuelle Energie zum Gehirn hochzieht.

Abb. 1.17. Die Zirbeldrüse ist das weibliche Sexualorgan des Mannes.

Visualisieren Sie während des Übens

1. Schließen Sie Ihre Augen und formen Sie während der Übung ein gutes Bild Ihrer Sexualorgane in Ihrem Geist.

2. Stellen Sie sich die Bewegung entlang des Kleinen Energiekreislaufes vor und füllen Sie die inneren Organe mit Chi auf.
3. Jedes Mal, wenn Sie den PC-Muskel anspannen (oder die Genitalübungen im nächsten Kapitel ausführen), stellen Sie sich vor, dass Ihr Penis und Ihre Zirbeldrüse bei jeder Wiederholung etwas wachsen.
4. Konzentrieren Sie sich auf jede Anspannung, jedes Ausstreichen und jede Dehnung, während Sie gleichzeitig die Wirkung dieser Handlungen visualisieren.

Je mehr Sie die Visualisationen zu einem regelmäßigen Teil des Trainings Ihrer sexuellen Energie machen, um so schnellere und bessere Ergebnisse werden Sie erzielen. Das trifft für alle taoistischen Praktiken zu, ob sie nun der Penis-Fitness, dem Training, der Konditionierung des Körpers oder der Meditation dienen. Je mehr Sie die von Ihnen erwünschten Resultate vorhersehen und sich auf Ihr Ziel konzentrieren, um so rascher werden Sie dort hingelangen. Achten Sie auf sich und denken Sie immer daran, Ihre Ziele zu visualisieren. Alle taoistischen Übungen bestehen aus einem rein körperlichen Teil, der Gymnastik sozusagen, und einem geistigen Teil. Der Blick nach innen, getragen von positiven und selbstheilenden Gedanken, ist eher noch der wesentlichere Part der Übung.

KRAFTSCHLUSS-ÜBUNGEN FÜR MÄNNER

Der Kraftschluss sollte vor und nach der Sexualenergie-Massage (dargestellt in Kapitel 2) durchgeführt werden, um freigesetzte Energie und Sexualhormone vom Damm bis zum höchsten Punkt des Kopfes hinaufzuziehen. Man atmet 9 Mal hintereinander kurz ein und spannt zugleich die Genitalien, den Dammbereich und den Anus an, um Ching Chi nach oben zu ziehen. Zusätzlich werden die drei mittleren Finger jeder Hand auf einen Punkt auf dem Damm in der Nähe des Anus angewendet (siehe Abb. 1.18).

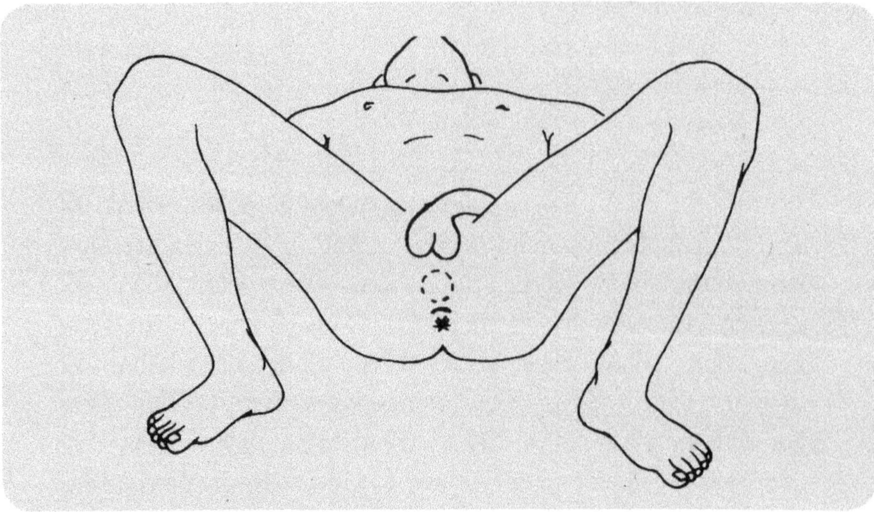

Abb. 1.18. Lokalisieren Sie das Tor des Todes und des Lebens (den Damm oder Hui-Yin) zwischen dem Sexualorgan und dem Anus.

Wie der Druck ausgeübt wird

Die Fingernägel sollten kurz und gefeilt sein, um Verletzungen zu vermeiden. Legen Sie die drei mittleren Finger einer beliebigen Hand aneinander, so dass sie ein Dreieck bilden. Drücken Sie die Fingerspitzen direkt nach jedem Einatmen auf die Stelle vor dem Anus, um das Ching Chi auf seine Reise hinauf zu schicken und seine Rückkehr in den Damm (zum Perineum) zu ver-

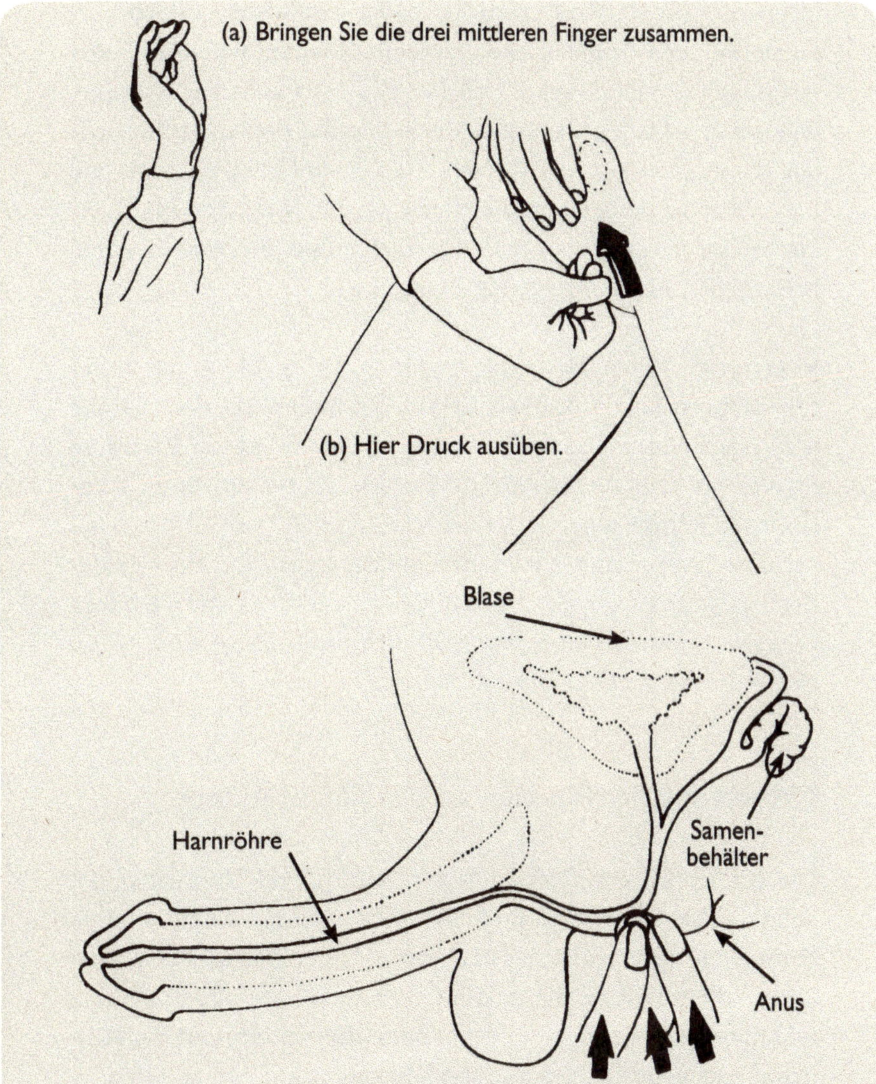

Abb. 1.19. Um die Energie von außen zu blockieren, üben Sie an einen Punkt hinter dem Damm und vor dem Anus Druck auf die Harnröhre aus.

hindern (Abb. 1.19). Lassen Sie nach, wenn Sie weitere Luft einatmen, und drücken Sie die Stelle wieder, während jeder Atemzug angehalten wird. Drücken Sie den Punkt nur so lange, wie Sie den Atem an- und die Muskelkontraktion aufrechterhalten, dann lassen Sie los. Wenden Sie keinen Druck an, während Sie einatmen, denn dann blockieren Sie den Weg, den die Energie hinauf nimmt. Vergessen Sie nicht, dass die Finger dabei helfen, die Energie nach oben zu drücken.

Warnung! Bevor Sie damit beginnen, Ching Chi in die höheren Zentren hinaufzuziehen, sollten Sie bedenken, dass Sie die heiße sexuelle Energie niemals über einen längeren Zeitraum hinweg im Kopf lassen dürfen. Ziehen Sie sie am Ende Ihrer Übungen immer durch das Konzeptionsgefäß (vorne) des Kleinen Energiekreislaufs nach unten in den Nabel. Ein alter chinesischer Spruch sagt: »Koche dein Gehirn nicht.« Lagern Sie Ihre Energie immer im Nabel, wenn Sie sich nicht sicher sind, ob sie eine kalte oder heiße Qualität hat.

Aktivierung der Pumpen an den fünf Stationen

Der auf den Damm (Perineum) ausgeübte Druck hilft dabei, die aufsteigende Energie an fünf Stationen entlang zu führen: dem Kreuzbein, den Wirbeln Th11 und C7, der Schädelbasis und dem Scheitel. Jede dieser fünf Stationen verfügt über eine »Pumpe« zur Energiebewegung, doch die Sakral- und die Kranialpumpe bedürfen der meisten Konzentration, um aktiviert zu werden (Abb. 1.20).

Die Pumpen werden mit Hilfe von jeweils 9 Muskelkontraktionen des unteren Rumpfs, begleitet von 9 kurzen Einatmungen, aktiviert, um die Energie vom Damm aus zu jedem dieser

Punkte hochzuziehen. Wenn jede Station erreicht worden ist, beginnt die Übung wieder mit den Genitalien, obwohl die Energie tatsächlich an der vorangegangenen Station gehalten wird.

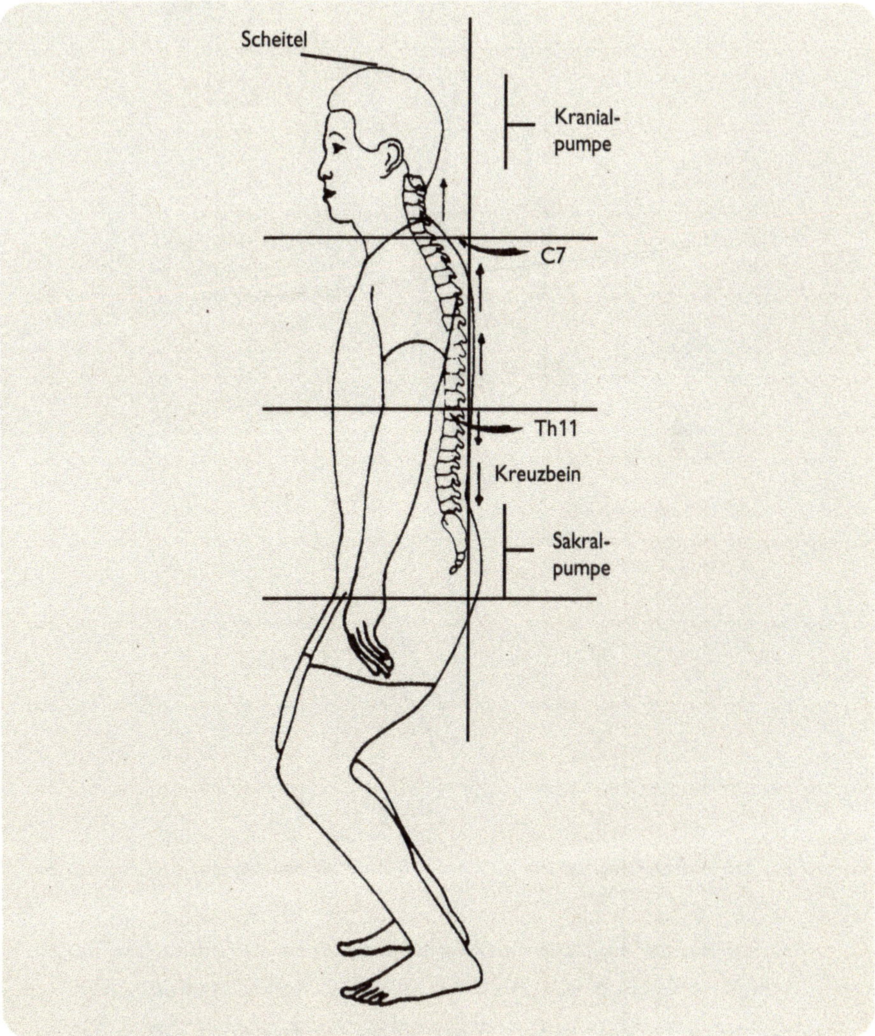

Abb. 1.20. Sakral- und Kranialpumpe

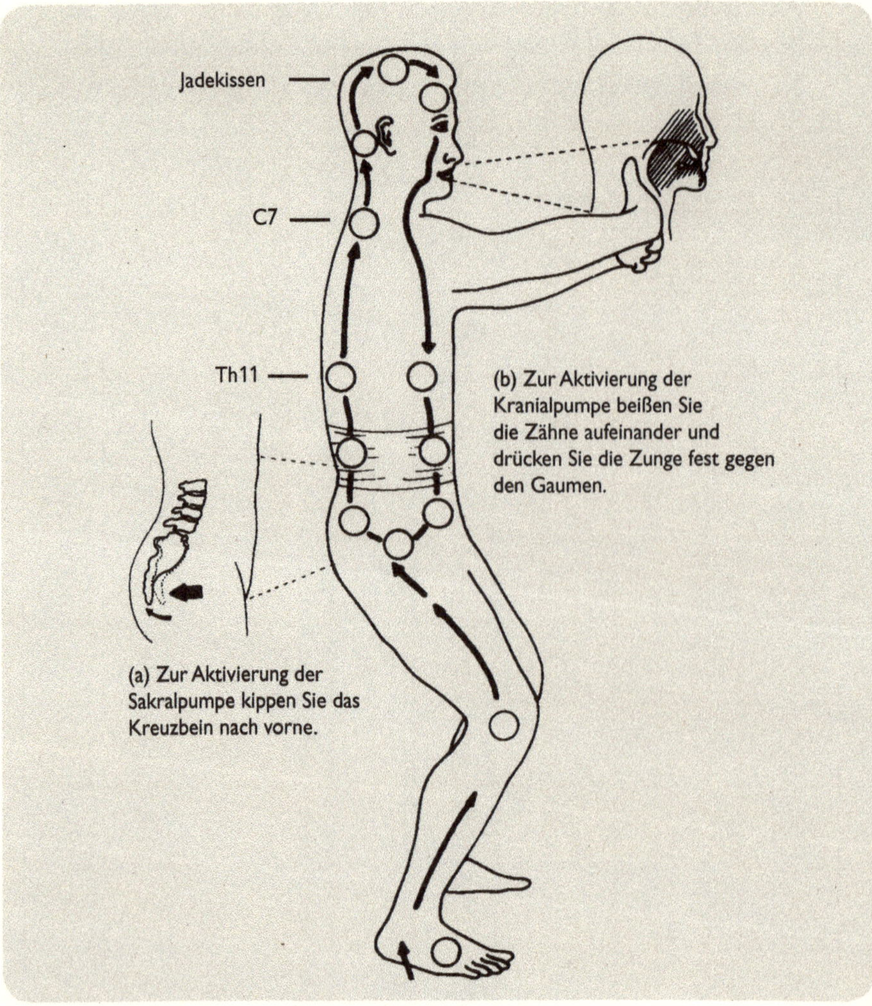

Abb. 1.21 Aktivierung der Kranial- und Sakralpumpe

Sie lenken die Energie die Wirbelsäule hinauf, indem Sie das Kreuzbein leicht beugen und die Gesäßbacken anspannen, während sie den Anus und den Damm kontrahieren (Abb. 1.21). Wenn die Sakralpumpe aktiviert ist, schafft sie im Beckenboden ein Vakuum, durch das Ching Chi aus dem Sexualzentrum angesogen wird. Die Kranialpumpe wird aktiviert, indem man zunächst den flachen Teil der Zunge an den Gaumen presst und zugleich die Zungenspitze hinter den Zähnen an den Unterkiefer drückt (Abb. 1.21b). Beißen Sie Ihre Zähne leicht zusammen und ziehen Sie das Kinn in Richtung Hinterkopf zurück. Während Sie die Genitalien hinaufziehen, mit drei Fingern Druck ausüben und die einzelnen Abschnitte des Unterleibs zusammenziehen, füllen Sie mit jedem kurzen Einatmen durch die Nase zehn Prozent Ihrer Lungenkapazität. Gleichzeitig pressen Sie Ihre Zunge nach oben, ziehen die Augen nach innen und schauen zu Ihrem Scheitel hinauf.

Anmerkung: Denken Sie daran, niemals die Brustmuskeln anzuspannen, denn das kann zu einem Energiestau im Herzbereich führen.

Übungs-Sequenz

Nachdem Sie mit Hilfe der Hoden-Atmung Sexualenergie aus den Genitalien in den Damm gezogen haben, verwenden Sie eine kurze Einatmung, um die Energie durch jeden der aufeinander folgenden Punkte zu ziehen, die zur ersten Station hinauf führen. Denken Sie daran, mit den Fingern Druck auszuüben, während Sie die Luft anhalten. Zuerst atmen Sie ein und spannen den Damm an. Dann atmen Sie wieder ein, während Sie den Anus kontrahieren. Mit der nächsten Einatmung ziehen Sie den hinteren Teil des Anus nach oben und bewegen die Energie gleichzeitig ins Kreuzbein.

Nachdem Sie diese Punkte abgedeckt haben, praktizieren Sie mehrere Übungs-Sequenzen aus jeweils neun Kontraktionen, um die Energie in das Kreuzbein hineinzudrücken. Diese gesamte Übungseinheit wird für jede der nachfolgenden Stationen wiederholt, beginnend mit dem Sexualzentrum.

Während sich das Ching Chi im Sexualzentrum ausdehnt, nutzen Sie bei jeder Kontraktion einen kleinen Atemzug, um es durch die bereits genannten Punkte nach oben zu ziehen. Für jede zuvor geöffnete Station sollte mindestens eine aus 9 Kontraktionen bestehende Übungseinheit verwendet werden. Danach betonen Sie jede neue Station mit mehreren Übungseinheiten aus jeweils 9 Kontraktionen. Obwohl es ein bis zwei Wochen dauern kann, jede Station richtig zu öffnen, können Sie während Ihrer Übungen alle Stationen verwenden und sich dabei auf die schwierigeren Punkte etwas mehr konzentrieren. Atmen Sie nach der neunten kurzen Einatmung aus und lassen Sie die Anspannung los, während Sie den Vorgang wiederholen.

Die vier Ebenen der Kraftschluss-Übung

Bei zunehmender Erfahrung mit dieser Technik erfolgt die Aufwärtsbewegung der Energie mehr auf dem Weg mentaler als physischer Kontrolle. Erwarten Sie keine Körperempfindungen. Die Übungen können von ganz unterschiedlichen, körperlichen Wahrnehmungen begleitet werden, die auch von Mensch zu Mensch verschieden sein können. Wärmeempfindung, Druckgefühl, Kribbeln oder Kitzelgefühle können auftreten und dürfen als Applaus des Körpers betrachtet werden.

1. **Anfänger:** Verwenden Sie alle Muskeln und die Drei-Finger-Technik.
2. **Mittelstufe:** Verwenden Sie weniger Muskeln und verzichten Sie auf die Finger-Technik.

3. **Fortgeschritten:** Verwenden Sie weniger Muskeln im Damm und setzen Sie die Sakral- und Kranialpumpen stärker ein; verwenden Sie mehr geistige Kontrolle.
4. **Sehr fortgeschritten:** Zur Kontrolle des Penis und um das Ching Chi hinauf oder hinab zu bewegen, wird nur noch die reine geistige Kontrolle verwendet.

Die Kraftschluss-Technik Schritt für Schritt

Station I – das Kreuzbein

1. Richten Sie Ihre Aufmerksamkeit auf das Sexualorgan.
2. Wenn Sie die Ausdehnung des Ching Chi spüren können, atmen Sie ein und kontrahieren Sie den Damm, wobei Sie sexuelle Energie in den Damm ziehen. Verwenden Sie Ihre Finger, um bei jeder Kontraktion Druck auf den Punkt auszuüben, und lassen Sie vor jeder darauf folgenden Kontraktion kurz wieder los.
3. Atmen Sie ein, kontrahieren Sie den Anus und ziehen Sie die Energie zum Anus hinauf.
4. Atmen Sie ein, führen Sie eine Kontraktion aus und ziehen Sie die Energie in den hinteren Teil des Anus.
5. Atmen Sie ein und kippen Sie das Kreuzbein, während Sie die Gesäßhälften zusammenpressen, um die Sakralpumpe zu aktivieren. Ziehen Sie die Energie zum Kreuzbein hinauf.
6. Verwenden Sie 9 Kontraktionen mit 9 kurzen Einatmungen, um das Ching Chi vom Sexualzentrum in das Kreuzbein zu ziehen (Abb. 1.22).
7. Halten Sie die Energie im Kreuzbein, während Sie ausatmen und Ihre Aufmerksamkeit wieder dem Sexualzentrum zuwenden.

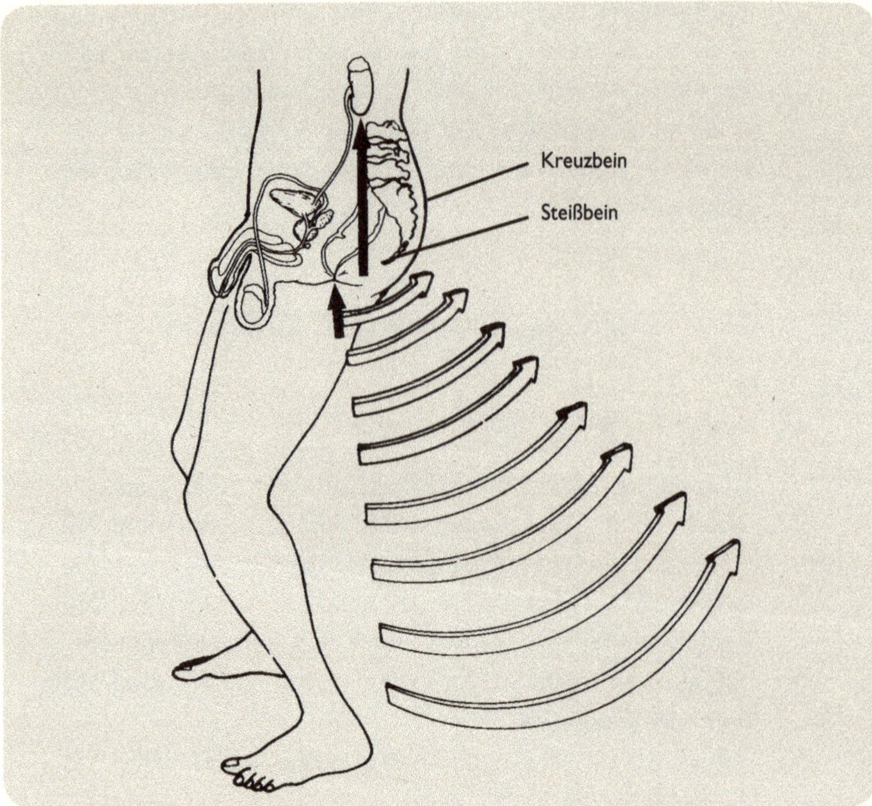

Abb. 1.22. Sammeln Sie die Energie im Sexualzentrum. Führen Sie dann 9 Kontraktionen durch, um die Energie ins Kreuzbein hinaufzuziehen.

☼ *Station 2 – der Punkt Th11*

1. Wiederholen Sie die vorangegangenen Schritte und ziehen Sie die Energie durch das Kreuzbein hoch, bis Sie den Punkt Th11 erreicht haben (Abb. 1.23).
2. Verwenden Sie 9 Kontraktionen mit 9 kurzen Einatmungen, um das Ching Chi vom Sexualzentrum zum Punkt

Th11 auf der Wirbelsäule hochzuziehen. (Aktivieren Sie die Th11-Pumpe, indem Sie die Wirbelsäule an diesem Punkt nach außen drücken.)

3. Halten Sie die Energie dort, während Sie ausatmen und mit Ihrer Aufmerksamkeit wieder zum Sexualzentrum zurückkehren.

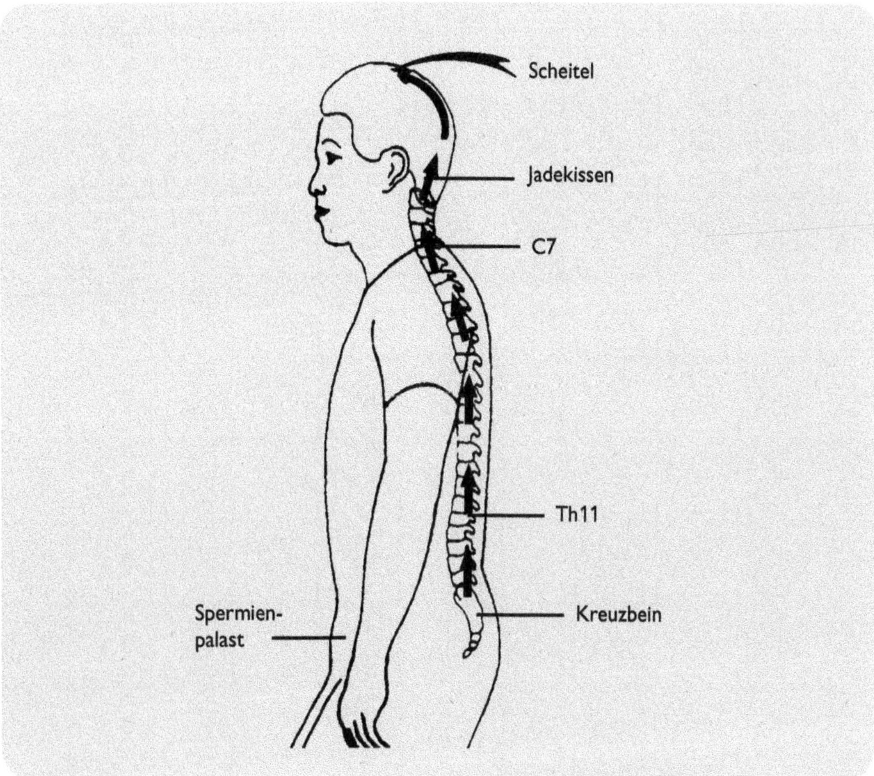

Abb. 1.23. Kraftschluss: die Energie zum Scheitel hinauf leiten

☼ *Station 3 – der Punkt C7*

1. Wiederholen Sie die vorangegangenen Schritte und ziehen Sie die Energie durch den Th11 hoch, bis Sie den C7 erreichen (siehe Abb. 1.23).
2. Verwenden Sie 9 Kontraktionen und 9 kurze Atemzüge, um Ching Chi vom Sexualzentrum in den Halswirbel C7 zu ziehen. (Um die Aktivierung der C7-Pumpe zu unterstützen, drücken Sie diesen Wirbel hinaus und nehmen das Kinn leicht zurück.)
3. Halten Sie die Energie dort, während Sie ausatmen und Ihre Aufmerksamkeit wieder zum Sexualzentrum zurückkehren lassen.

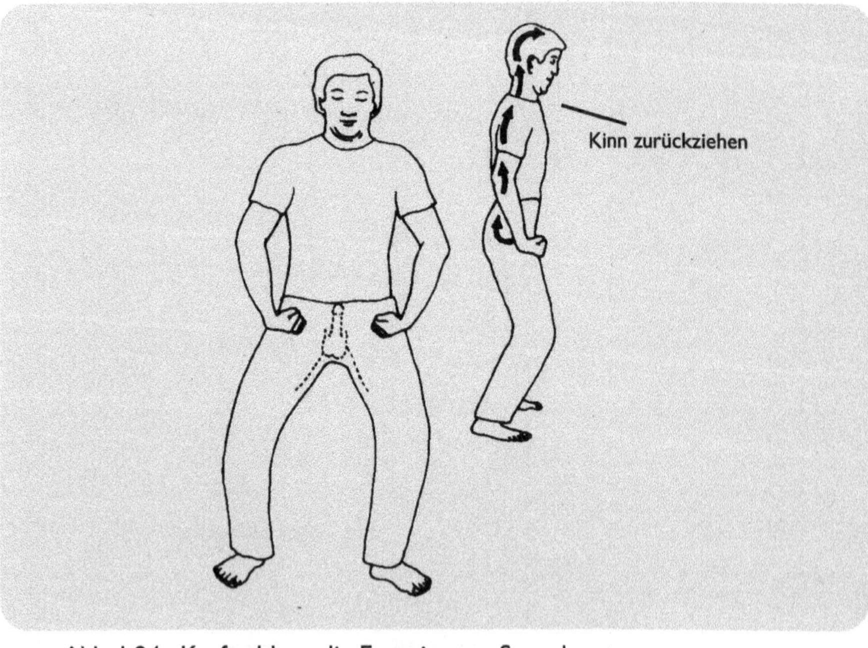

Abb. 1.24. Kraftschluss: die Energie vom Sexualzentrum in den Scheitelpunkt ziehen

☼ *Station 4 – die Schädelbasis*

1. Wiederholen Sie die vorangegangenen Schritte und ziehen Sie die Energie durch den Halswirbel C7 hinauf, bis Sie die Schädelbasis erreichen.
2. Verwenden Sie 9 Kontraktionen und 9 kurze Einatmungen, um das Ching Chi vom Sexualzentrum zur Schädelbasis hochzuziehen, während Sie die Kranialpumpe aktivieren. Nehmen Sie das Kinn wieder etwas zurück (Abb. 1.24).
3. Halten Sie die Energie dort, während Sie ausatmen und mit Ihrer Aufmerksamkeit wieder zum Sexualzentrum zurückkehren.

☼ *Station 5 – der Scheitelpunkt*

1. Wiederholen Sie die vorangegangenen Schritte und ziehen Sie die Energie durch die Schädelbasis hoch, bis Sie den Scheitelpunkt erreicht haben (siehe Abb. 1.23).
2. Verwenden Sie 9 Kontraktionen und 9 kurze Atemzüge, um das Ching Chi vom Sexualzentrum in den Scheitelpunkt hochzuziehen.
3. Atmen Sie aus und ruhen Sie, während Sie diese Energie in einer spiralförmigen Bewegung 9 Mal vom Scheitelpunkt aus nach außen und dann 9 Mal wieder nach innen kreisen lassen.
4. Am Schluss bringen Sie die Energie wieder hinab und bewahren sie im Nabel auf.

☼ *Den Kraftschluss vervollständigen*

Bedecken Sie Ihren Nabel mit beiden Handflächen, wobei die linke Hand über der rechten liegt. Sammeln Sie die Energie geistig und bewegen Sie sie am Nabel spiralförmig 36 Mal mit und dann 36 Mal gegen den Uhrzeigersinn (Abb. 1.25).

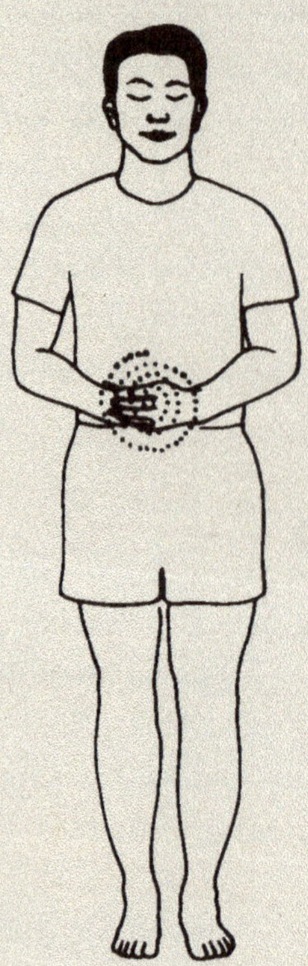

Legen Sie die linke Handfläche auf die der rechten Hand.

Abb. 1.25. Sammeln Sie die Energie im Nabel.

2

Genitalmassage

Taoisten gehen davon aus, dass sexuelle Energie kreative und verjüngende Eigenschaften hat. Sie erkennen die Rolle der Sexualenergie bei der Empfängnis menschlichen Lebens an, doch wenn keine Fortpflanzung beabsichtigt wird, empfehlen sie eine andere Verwendung für das Ching Chi. In den Praktiken der Heilenden Liebe wird diese Energie eingesetzt, um die Drüsen und inneren Organe zu heilen, die Kapazitäten des Gehirns zu verbessern und die Kanäle des Kleinen Energiekreislaufs noch weiter zu öffnen. In der fortgeschritteneren Technik der Sexualenergie-Massage wird sie auch zur Wiederauffüllung und Kultivierung des Blut produzierenden roten Knochenmarks verwendet.

Wir beginnen dieses Kapitel mit der Kraftdehnung des Penis und dem Melken – zwei taoistische Techniken zur Penisvergrößerung –, bevor wir uns einer detaillierteren Einführung in die Sexualenergie-Massage zuwenden. Alle dazu gehörenden Techniken sollten vor und nach jedem Training Ihres Penis und Ihrer Hoden von einem Warm-up mit warmen Händen begleitet werden. Sorgen Sie dafür, dass Ihre Hände gut durchblutet sind, wenn Sie mit den Übungen beginnen. Was es mit dem Warm-up auf sich hat, erklären wir Ihnen im Folgenden.

Warm-up mit warmen Händen

So wie Sie vor jedem Training Ihren Körper und Ihr Muskelgewebe aufwärmen, sollten Sie es auch mit Ihrem Penis tun. Auf diese Weise bereiten Sie ihn auf die Übungen vor, indem Sie das Gewebe erweitern und es schwammiger beziehungsweise flexibler machen.

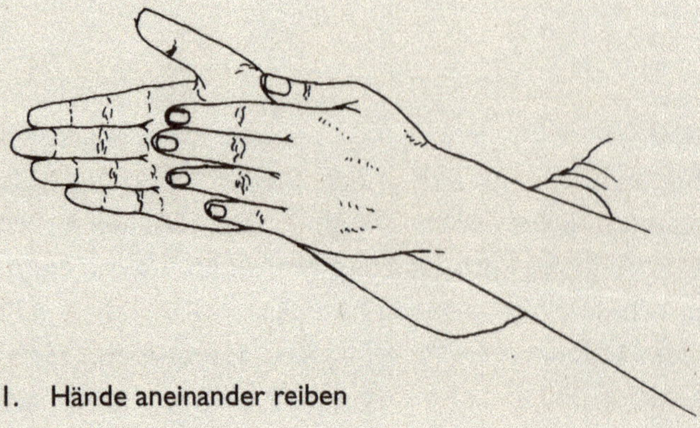

Abb. 2.1. Hände aneinander reiben

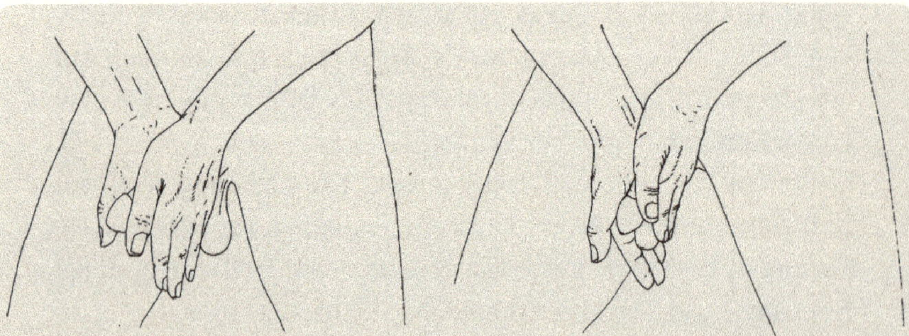

Abb. 2.2. Zuerst den Penis, dann die Hoden halten und aufwärmen

1. Reiben Sie Ihre Handflächen aneinander, bis sie warm sind (Abb. 2.1).

2. Nehmen Sie den Penis zwischen die Handflächen und reiben Sie ihn, bis er warm ist (Abb. 2.2 links).
3. Nehmen Sie die Hoden zwischen die Handflächen und reiben Sie diese, bis sie warm sind (Abb. 2.2 rechts).

Kraftdehnung des Penis

Um bei der Dehnung des Penis optimale Ergebnisse zu erzielen, müssen Sie verstehen, wie dieser funktioniert. Der Penis besteht aus Zellen, die sich vergrößern, wenn sie mit Blut gefüllt werden. Man nennt diese Zellen auch Schwellkörper. Sie befinden sich im erektilen Gewebe und werden auch als Corpora cavernosum bezeichnet. Wenn Sie den Penis dehnen, strecken sie alle Teile davon, also auch jene, die sich mit Blut füllen. Sobald diese Bereiche auf eine bestimmte Länge gedehnt worden sind, verlängert sich der Penis sowohl im erigierten wie auch im erschlafften Zustand. So ist mit minimalem Aufwand eine Penisvergrößerung möglich – einfach, indem Sie mit Hilfe der Dehnung des Gewebes auf ganz natürliche Weise die Auffüllung der Schwellkörper mit Blut trainieren.

1. Atmen Sie tief ein. Dann atmen Sie aus und lassen Ihren Bauch flach werden, während Sie die Zunge hinausstrecken (Abb. 2.3). Verwenden Sie Daumen und Zeigefinger, um vorsichtig den Kopf des Penis zu ergreifen; ziehen Sie daran und strecken Sie die Zunge noch weiter hinaus. Schnappen Sie nach Luft und atmen Sie in die Gedärme hinein; beim Ausatmen geben Sie ein langgezogenes »Schschschsch« von sich, bis Ihnen der Atem ausgeht.
2. Stellen Sie in stehender oder sitzender Position sicher, dass sich der Penis in einem völlig erschlafften Zustand befindet.

Umfassen Sie dann seinen Kopf so, dass Sie einen guten Griff haben, aber keine Schmerzen verursachen.

3. Ziehen Sie den Penis direkt vor sich vom Körper weg, bis Sie in seiner Mitte und in der Peniswurzel eine gute Dehnung empfinden. Halten Sie diese für zehn Sekunden. Machen Sie dann eine Ruhepause und spüren Sie die Energie der Sexualorgane. Wiederholen Sie das drei Mal.

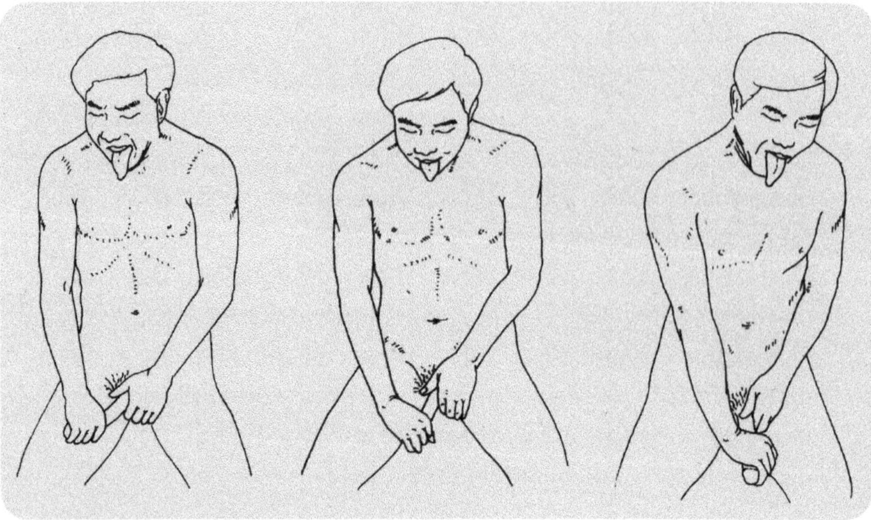

Abb. 2.3. Kraftdehnung für den Penis

4. Schlagen Sie den Penis nun etwa 50 Mal gegen das Bein, um jene Teile, die Sie zusammengedrückt haben, wieder mit Blut aufzufüllen.
5. Als Nächstes ergreifen Sie den Penis wieder, atmen aus und strecken die Zunge hinaus. Dieses Mal ziehen Sie ihn weit nach links, bis Sie an der rechten Seite der Peniswurzel eine gute Dehnung spüren können. Halten Sie diese Position 10 Sekunden lang und wiederholen Sie es. Ruhen

Sie sich aus und führen Sie die sexuelle Energie zum höchsten Punkt des Kopfes.

6. Schlagen Sie den Penis wieder 50 Mal gegen das Bein.
7. Als Nächstes umfassen Sie den Penis, strecken die Zunge hinaus und halten den Atem an; dieses Mal ziehen Sie weit nach rechts, bis Sie an der linken Seite der Peniswurzel eine gute Dehnung spüren. Halten Sie die Position 10 Sekunden lang und wiederholen Sie es drei Mal.

☼ *Peniskreisen*

1. Umfassen Sie den Peniskopf und ziehen Sie ihn nach außen, bis Sie eine gute Dehnung spüren.
2. Wenn der Penis gedehnt ist, lassen Sie ihn links herum kreisen. Verdrehen Sie ihn nicht, sondern lassen Sie ihn kreisförmig rotieren. Sie sollten fühlen können, wie alle Bereiche des Penis und auch die Peniswurzel gut gedehnt werden. Führen Sie 30 Rotationen aus, ruhen Sie einen Moment und ziehen Sie dann sanft Damm und Anus zusammen, während Sie das Chi zum höchsten Punkt des Kopfes lenken. Wiederholen Sie diesen Ablauf 3 Mal.
3. Schlagen Sie den Penis 50 Mal gegen Ihr Bein, um das Blut wieder zum Fließen zu bringen.
4. Führen Sie dieselbe Rotationstechnik wie zuvor aus, nur dass Sie den Penis diesmal rechts herum kreisen lassen. Nachdem Sie 30 Rotationen durchgeführt haben, ruhen Sie ein paar Sekunden lang und wiederholen die Übung 3 weitere Male.

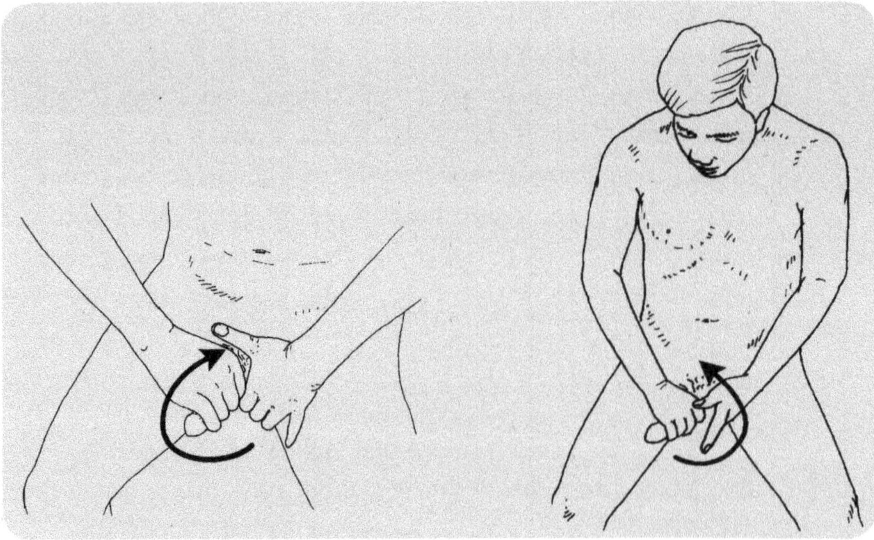

Fig. 2.4. Peniskreisen

MELKÜBUNGEN FÜR DEN PENIS

Diese Übungen dehnen das zentrale, sehnenartige Gewebe Ihres Penis, wodurch er sowohl im erigierten als auch im erschlafften Zustand länger wird. Darüber hinaus fördern Sie eine Zunahme des Testosterons und der Spermienanzahl. Es ist bedauerlich, dass es allein in Amerika über 30 Millionen impotente Männer gibt. Eine schlechte Blutzirkulation im Penis führt zur Schwächung und Schrumpfung der Schwellkörper sowie zu einer Verringerung der Empfindungsfähigkeit während des Geschlechtsverkehrs, was wiederum die Tendenz zur Impotenz verstärkt. Wenn Sie unter schwachen Erektionen oder regelmäßigen Anfällen von Impotenz leiden, weist das auf eine sehr schlechte Blutzirkulation in Ihrem Penis und Ihren Hoden hin. Eine gute Blutzirkulation ist jedoch für die Gesundheit jedes Teils Ihres Körpers von wesentlicher Bedeutung. Die Melkbewegung in diesen Übungen zwingt das Blut in die Schwellkörper hinein, was den Penis nicht nur vergrößert, sondern den Körper auf einem verstärkten Blutfluss im gesamten Penisbereich trainiert. Die regelmäßige Durchführung von Dehnungen führt bereits nach sechs Monaten eifrigen Übens zu einem gesunderen und stärkeren Penis.

Kraftvolles Melken des Penis

Wir empfehlen für die Durchführung dieser Übung die Verwendung eines Gleitmittels. Hier ist es wichtig, sich für das richtige Produkt zu entscheiden, denn wenn Sie eines nehmen, das rasch verdunstet, werden Sie es irgendwann müde sein, das Gleitmittel immer wieder auftragen zu müssen. Ein gutes Gleitmittel für diese Übung ist Babyöl mit Vitamin E, das sich auch nach der Dusche angenehm auf den Penis und die Hoden auftragen lässt, um diese gesund und geschmeidig zu halten.

Die Zunge ist ein wichtiger Teil dieser Übung, weil sie mit allen Sehnen des Körpers und hier besonders mit denen des Penis in Verbindung steht. Strecken Sie die Zunge während des Melkens hinaus, dann können sowohl Zunge als auch Penis länger werden. Beginnen Sie immer damit, den Penis sanft zu dehnen, indem Sie ihn an der Eichel umfassen und nach außen ziehen, während Sie zugleich die Zunge hinausstrecken. Bringen Sie dann Zunge und Penis in eine kreisförmige Bewegung. Am Ende des Aufwärmens fahren Sie mit der Melkübung fort.

1. Massieren Sie den Penis sanft bis zu einer Teilerektion, um ihn in ganzer Länge mit Blut zu füllen.

2. Umfassen Sie die Wurzel des Penisschaftes mit Daumen und Zeigefinger einer Hand (siehe Abb. 2.5). Auf diese Weise wird das Blut im Penis zurückgehalten. Umfassen Sie mit der anderen Hand den gesamten Penis, bilden Sie mit Daumen und Zeigefinger ein OK-Zeichen und greifen Sie fest zu.

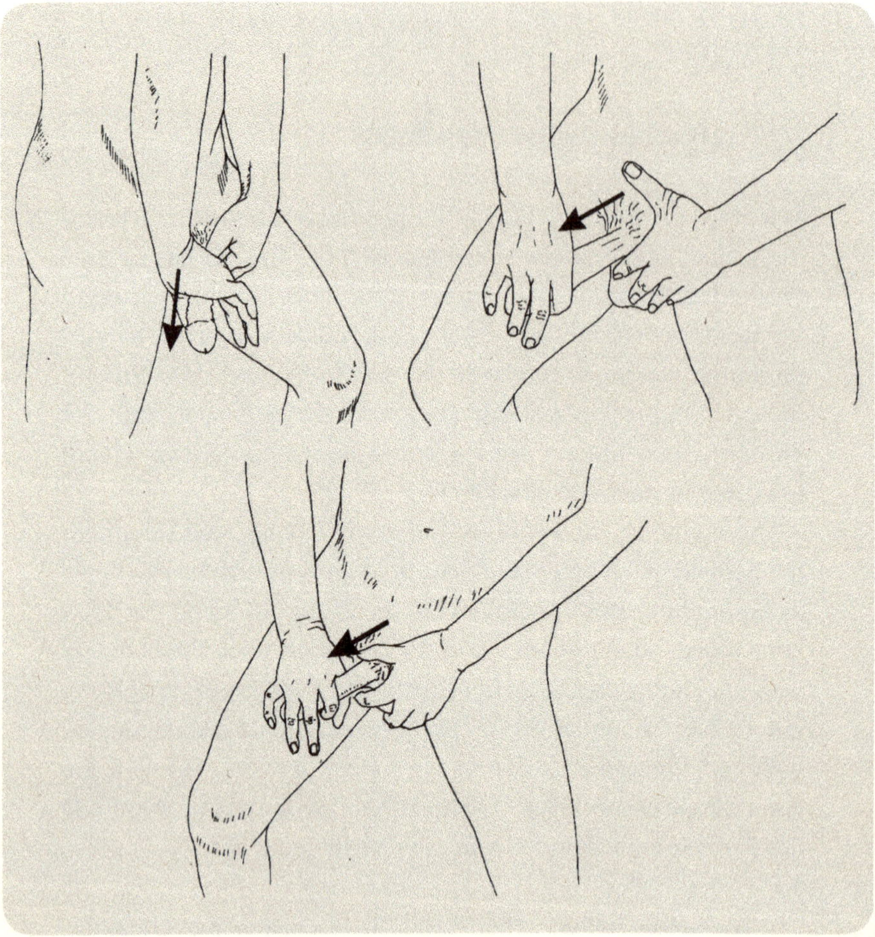

Abb. 2.5. Kraftvolles Melken des Penis

3. Üben Sie mit Daumen und Zeigefinger rings um den Penis Druck aus und lassen Sie die Finger langsam nach vorne gleiten. Das bringt das Blut im Inneren des Penis nach vorne in die Schwellkörper (das erektile Gewebe) und die Eichel (den Peniskopf) hinein.
4. Jedes Mal, wenn Sie nach vorne melken, müssen sich die Schwellkörper ausdehnen. Während eine Hand nach vorne in Richtung des Peniskopfes melkt, sollte die andere die Wurzel des Penisschaftes umfassen; wenn die erste Hand die Eichel erreicht, lässt sie los und kehrt wieder zur Wurzel zurück. Nun sollten die Melkbewegungen mit beiden Händen abwechselnd in mittlerer bis langsamer Geschwindigkeit wiederholt werden. Jede Melkbewegung sollte vom Ergreifen der Wurzel bis zum Erreichen der Eichel etwa drei bis vier Sekunden dauern.

Bei manchen Männern kommt es bei den ersten Übungssitzungen an der Eichel sowie dem sie umgebenden Bereich zu roten Flecken, Beulen oder leichten Prellungen. Machen Sie sich deshalb keine Sorgen, das ist vollkommen normal und hört üblicherweise nach der ersten Übungswoche auf. Diese Auswirkungen werden von der Dehnung der Blutgefäße im Inneren Ihres Penis und von der zunehmenden Blutzirkulation verursacht.

Vorgeschlagener Zeitplan

Beginnen Sie anfangs mit 300 Melkbewegungen (5 Minuten) pro Tag. Darauf lassen Sie 15 Minuten lang Reibungen zum Aufwärmen folgen. Tun Sie das eine Woche lang, und fügen Sie 100 PC-Anspannungen pro Tag hinzu. Das unterstützt die Verbesserung der Blutzirkulation und den Aufbau eines stärkeren

Penis. Die zweite Woche wird viel härter als die erste: 10 Minuten andauernden Melkens, gefolgt von 200 Anspannungen des PC-Muskels. Lassen Sie nicht nach, es sei denn, Sie haben Schmerzen – was jedoch höchst unwahrscheinlich ist. Um die Übungssitzung zu beenden, wenden Sie zehn Minuten lang die Wärme-Übung an.

Falls das fortdauernde Üben zu schmerzhaften Prellungen des Penis führt, stellen Sie die Übungen ein und warten darauf, dass die Quetschungen abklingen. PC-Muskel-Anspannungen und Dehnungsübungen können Sie immer durchführen.

Melken und Halten

Diese Übung kann den Penis verdicken und verlängern, sowohl im erigierten als auch im erschlafften Zustand. Sie sollte nur dann ausgeführt werden, wenn Sie zuvor mindestens 20 Minuten lang Melkbewegungen gemacht haben. So stellen Sie sicher, dass der Penis sowie das gesamte Schwammgewebe darin gut genug aufgewärmt und gedehnt sind, um die Möglichkeit einer Verletzung infolge von Überanstrengung zu minimalisieren.

Aufwärmen

1. Massieren Sie den Penis bis zur Erektion und spannen Sie den PC-Muskel an, damit er so hart wie möglich wird.
2. Wenn die vollständige Erektion erreicht ist, pumpen Sie 20 Mal mit dem PC-Muskel, um den Penis so weit wie möglich zu erweitern. Drücken Sie ihn so fest wie möglich und halten Sie ihn so, bis die Erektion ein wenig nachlässt. Jetzt ist es Zeit für die Melkbewegungen.

☼ *Melken*

1. Tragen Sie ein Gleitmittel auf und beginnen Sie mit der Melk-Methode.
2. Visualisieren Sie während dessen, wie sich Ihr Penis jedes Mal, wenn Sie in Richtung der Eichel melken, verlängert.
3. Führen Sie diese Melkbewegungen 20 Minuten lang ununterbrochen aus.
4. Danach ruhen Sie eine Minute lang und massieren Ihren Penis dabei weiter, um eine teilweise Erektion aufrecht zu erhalten. Jetzt sind Sie für die Technik des Melkens und Haltens bereit.

☼ *Melken und Halten*

1. Beginnen Sie wie zuvor mit dem Melken, wobei Sie etwa alle zwei Sekunden eine Melkbewegung ausführen.
2. Nach 20 Melkbewegungen führen Sie die nächste etwas fester als normal aus. Dann sollte die Hand stoppen, sobald Sie die Eichel erreicht. Wenn das geschieht, ziehen Sie fest genug, um eine gute Dehnung im Penis wahrzunehmen.
3. Wiederholen Sie die Reihe aus 20 Melkbewegungen und das Melken und Halten mit der anderen Hand. Fahren Sie auf diese Weise fort, bis sie 500 Melkbewegungen und 25 Mal das Melken und Halten ausgeführt haben.

☼ *Die Abkühlphase*

1. Am Ende dieses Trainings sollte sich der Penis sehr ermüdet anfühlen und »aufgepumpt« beziehungsweise sehr voll aussehen. Massieren Sie ihn, bis Sie eine vollständige, harte Erektion erlangt haben, und spannen Sie den PC-Muskel

mehrere Male an, während Sie zugleich den Penis massieren, bis er sich auf seine größtmögliche Länge erweitert hat.

2. Pumpen und massieren Sie weiter, bis der Ejakulationsdrang sehr stark wird.
3. In diesem Moment spannen Sie den PC-Muskel so fest wie möglich an und verhindern so, dass der Samen durch den Ausführungsgang gelangen kann.
4. Führen Sie die PC-Muskel-Anspannungen fort, bis der Ejakulationsdrang abgeklungen ist, und wiederholen Sie die Übung dann. Machen Sie 5 Wiederholungen, um langsam abzukühlen.

SEXUALENERGIE-MASSAGE

Die Sexualenergie-Massage ist eine Art Chi-Gewichtheben für Anfänger, da Letzteres viel mehr Erfahrung erfordert. Die Massage zieht sexuelle Energie und Hormone in den Körper und fördert den gesunden Fluss von Blut und Chi innerhalb des Sexualzentrums. Darüber hinaus versorgt sie die Genitalien mit mehr innerer Energie und erhöht die Produktion des Ching Chi. Viele Männer konnten feststellen, dass sich ihre Prostata-Probleme durch die Anwendung dieser Techniken in hohem Maße verringert haben.

Die Sexualenergie-Massage stimuliert den Penis oft so sehr, dass Sie die Techniken der Heilenden Liebe zur Erregungsvermeidung einsetzen müssen. Wenn es zu einer Erregung kommt, ziehen Sie die aktivierte sexuelle Energie in den Kleinen Energiekreislauf hinein. Zur Vorbereitung auf den Vorgang sollte vor der Sexualenergie-Massage die Kraftschluss-Übung durchgeführt werden, und danach noch einmal, um das Ching Chi durch die Stationen des Kleinen Energiekreislaufs nach oben zu ziehen. Beide Male empfehlen wir mindestens zwei bis drei Übungsreihen.

Die Tuchmassage des Sexualzentrums ist eine überaus wichtige Vorbereitung auf die Techniken der Sexualenergie-Massage, denn sie stimuliert die Energie und bereitet die Sexualorgane direkt auf ihre Aufgabe vor. Da der Damm und das Kreuzbein kraftvolle Stimulatoren der Energie der Lebenskraft sind, werden auch sie massiert.

Tuchmassage

Zur Massage des Genitalbereichs, des Damms, des Steißbeins und des Kreuzbeins wird ein Seidentuch verwendet. Seide ist gut geeignet, weil sie ein beträchtliches Maß an elektrostatischer Energie entwickelt, wenn sie gerieben wird, was wiederum für die Chi-Stimulierung wichtig ist. Als Erstes wird das Seidentuch zur Aktivierung des Ching Chi verwendet. Dann entlässt die Sexualenergie-Massage diese Energie in den Körper, um von diesem aufgenommen zu werden. Während der Tuchmassage sollten Sie Ihre Hoden, während sie fest werden, mit Energie anfüllen. Die Verwendung des Tuches soll Ihnen dabei helfen, zu spüren, wie sich die Chi-Wege öffnen, während sie stimuliert werden.

Die Tuchmassage des Sexualzentrums, Damms und Kreuzbeins sollte auch nach einer Sexualenergie-Massage oder dem Chi-Gewichtheben wiederholt werden, um das Sexualzentrum wieder mit Blut und Chi zu füllen. Sie ist besonders nützlich zur Vermeidung von Blutgerinnung und daraus folgend der Entstehung von Blutgerinnseln in den Genitalien.

1. Halten Sie das Tuch mit Hilfe der drei mittleren Finger einer der beiden Hände. Legen Sie das Tuch direkt auf die

Genitalien auf und führen Sie es jeweils 36 Mal im sowie gegen den Uhrzeigersinn (Abb. 2.6).

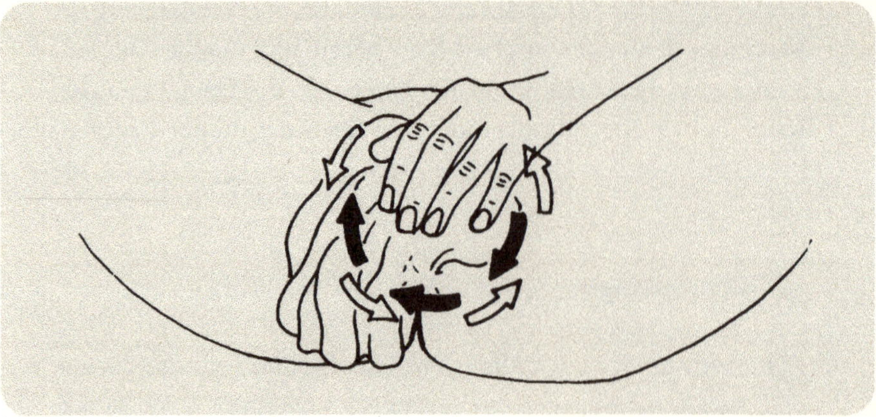

Abb. 2.6. Tuchmassage

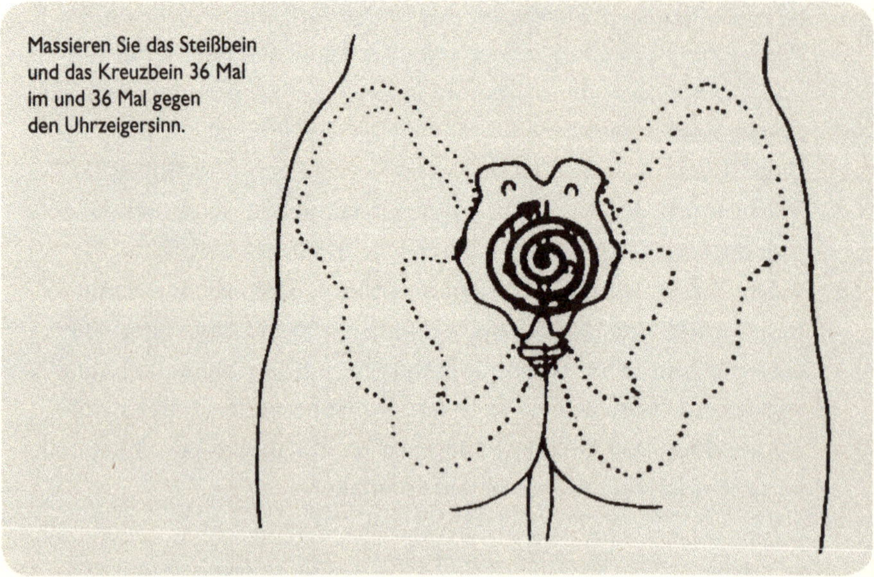

Abb. 2.7. Massage des Kreuzbeins

2. Lokalisieren Sie den Damm (Perineum) und verwenden Sie das Tuch, um ihn 36 Mal im und 36 Mal gegen den Uhrzeigersinn zu massieren.
3. Legen Sie das Tuch auf das Steißbein auf und massieren Sie dessen Spitze. Verstärken Sie den Druck schrittweise, um die Sakralpumpe zu aktivieren. Massieren Sie jeweils 36 Mal im sowie gegen den Uhrzeigersinn. Gehen Sie dann zum Kreuzbein hinauf und massieren Sie es ebenfalls 36 Mal im und 36 Mal gegen den Uhrzeigersinn (Abb. 2.7).

Sexualenergie-Massage

Zur Sexualenergie-Massage gehören die Hodenmassage, die Massage zur Verlängerung des Samenleiters, die Dehnung der Hoden- und Penissehnen, die Massage des Penis sowie das Penisklopfen.

Hodenmassage

Die Hoden sind wichtige und unverzichtbare Körperorgane, ohne die wir bereits ausgestorben wären. Halten Sie diese Organe in Form, werden Sie nicht nur mit festeren Erektionen, mehr sexuellem Antrieb und einer Erhöhung der Spermienanzahl belohnt, sondern auch mit einer größeren Menge gesunder Spermien und damit besseren Zeugungschancen, wenn Sie Kinder haben möchten. Eine verbesserte Blutzirkulation der Hoden ist der Schlüssel zu ihrer einwandfreien Gesundheit und Funktionsweise.

Die Hodenmassage ist eine Möglichkeit, sich bewusst mit der männlichen sexuellen Energie zu verbinden. Es ist überaus wichtig, diese Übungen von der Masturbation zu unterscheiden.

Im Tao besteht das Ziel dieser Praktiken darin, sich die Vitalenergie zunutze zu machen, statt sie zu entlassen. Es ist deshalb von großer Wichtigkeit, diese Energie zu spüren und in den ganzen Körper hinaufzubringen.

Die Übungen können im Stehen oder auf der Kante eines Stuhls sitzend ausgeführt werden, immer jedoch ohne Hosen. (Es ist möglich, sie in Hosen gekleidet zu machen, aber dann sollten die Kleidungsstücke sehr locker sitzen, damit das Material bei der Massage nicht im Weg ist.) Sie können die Genitalien bei allen folgenden Übungen während der Massage in ein Tuch einwickeln.

☼ *Fingermassage der Hoden*

1. Atmen Sie wie bei der Übung zur Hodenkompression in Kapitel 1 Chi in die Hoden hinein. Reiben Sie Ihre Handflächen aneinander, um sie aufzuwärmen, und wärmen Sie damit die Hoden an.

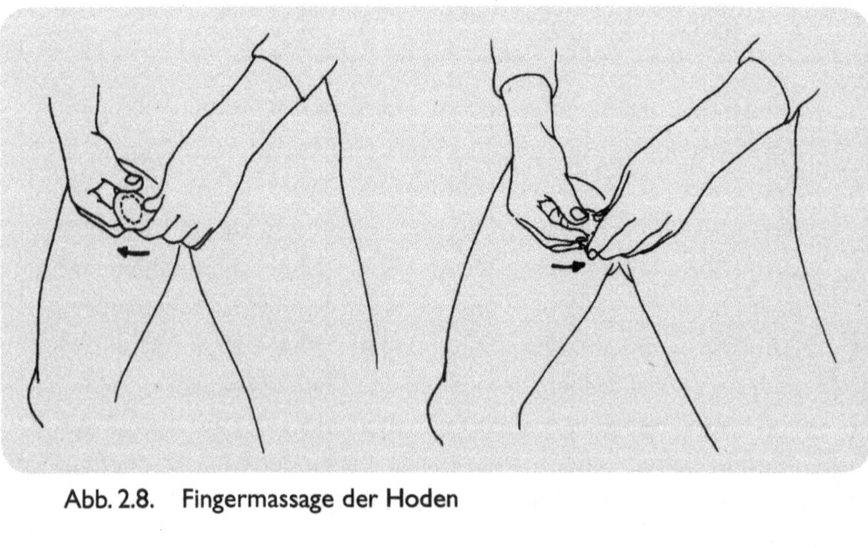

Abb. 2.8. Fingermassage der Hoden

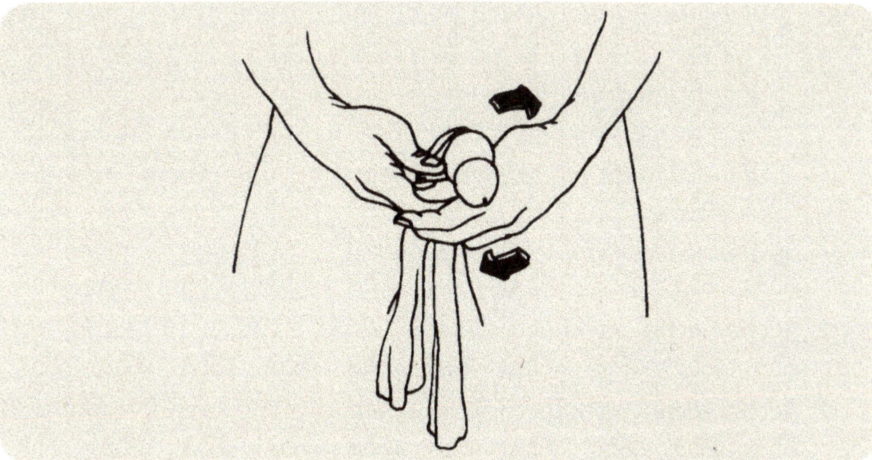

Abb. 2.9. Massieren Sie die Hoden in jeder Richtung bis zu 36 Mal.

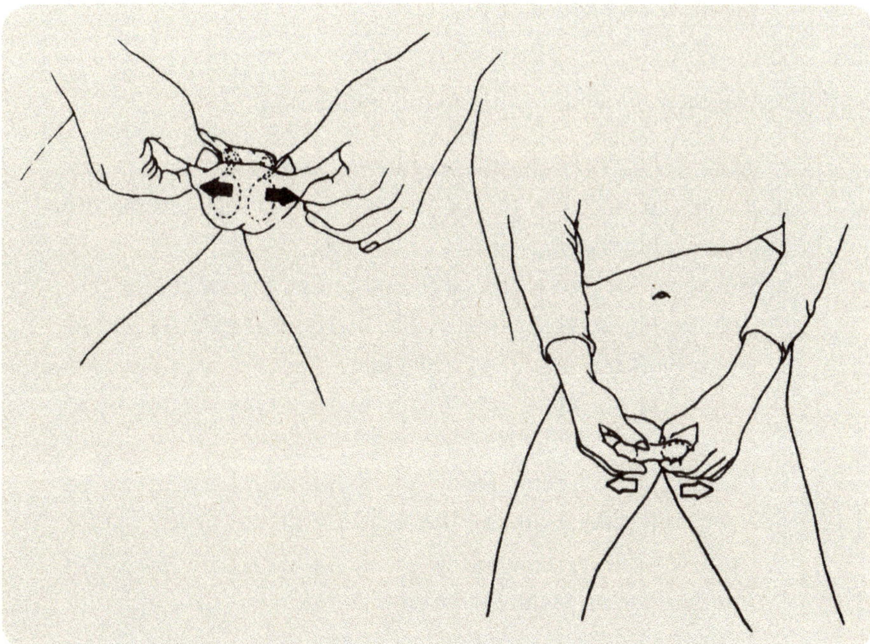

Abb. 2.10. Rollen Sie die Hoden bis zu 36 Mal in jede Richtung.

2. Nehmen Sie den rechten Hoden in die rechte Hand. Legen Sie den kleinen Finger, den vierten, dritten und zweiten Finger unten am Hoden an.
   Der rechte Daumen kommt oben drauf. Nehmen Sie den linken Hoden auf dieselbe Weise in die linke Hand (siehe Abb. 2.8).
3. Pressen Sie Ihre Daumen sanft auf jeden Hoden, während die anderen vier Finger jeweils die Unterseiten halten. Massieren Sie die Hoden dann mit Ihren Daumen 36 Mal im und 36 Mal gegen den Uhrzeigersinn (Abb. 2.9).
4. Verwenden Sie Ihre Daumen, um die Hoden an Ort und Stelle zu halten, während Sie die anderen vier Finger einer jeden Hand von links nach rechts oder von vorne nach hinten rollen – 36 Mal in jede Richtung. Ziehen Sie die Energie nach oben (Abb. 2.10).

☼ *Massage der Hoden mit den Handflächen*

1. Atmen Sie Chi in die Hoden hinein. Reiben Sie Ihre Handflächen aneinander, bis sie heiß sind, und wärmen Sie die Hoden damit an.
2. Bewegen Sie den Penis mit dem rechten Daumen und Zeigefinger nach rechts, wobei Sie die Hoden mit der Unterkante Ihrer rechten Hand bedecken.
3. Legen Sie die linke Handfläche auf die Hodenwurzel und umschließen Sie die Hoden.
4. Halten Sie den Penis rechts und beginnen Sie, die Hoden leicht mit jeder Hand zu drücken. Dann massieren Sie sie sanft sowohl im als auch gegen den Uhrzeigersinn 36 Mal mit der rechten Hand (siehe Abb. 2.11).
5. Wärmen Sie die Hände wieder an und drehen Sie die Handpositionen um. Dann massieren Sie die Hoden mit Ihrer

rechten Handfläche sanft 36 Mal in jede Richtung. Ziehen Sie die Energie nach oben.

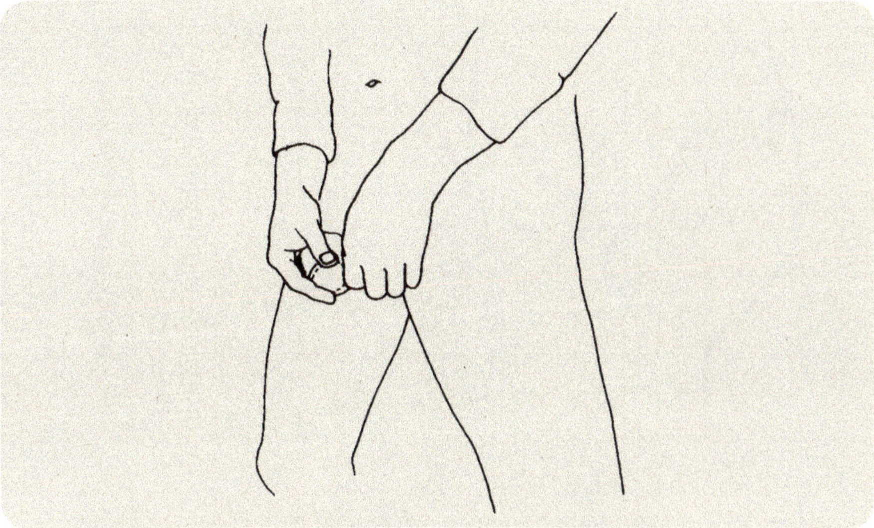

Abb. 2.11. Massieren Sie die Hoden mit Ihrer Handfläche.

☼ *Massage zur Verlängerung der Hodengänge*

1. Reiben Sie Ihre Handflächen aneinander, um sie aufzuwärmen. Dann umschließen Sie damit die Hoden und fahren die Gänge entlang, die von der hinteren Seite der Hoden hinauf führen.
2. Massieren Sie die Gänge nahe der Stelle, wo sie sich mit den Hoden verbinden, sanft mit Ihren Daumen und Zeigefingern. Massieren Sie mit Ihrem Zeigefinger in Richtung der Rückseite jedes Gangs und verwenden Sie Ihren Daumen zur Massage in Richtung der Vorderseite. Arbeiten Sie sich langsam die Gänge entlang zum Körper hinauf vor (Abb. 2.13). Seien Sie dabei vorsichtig.

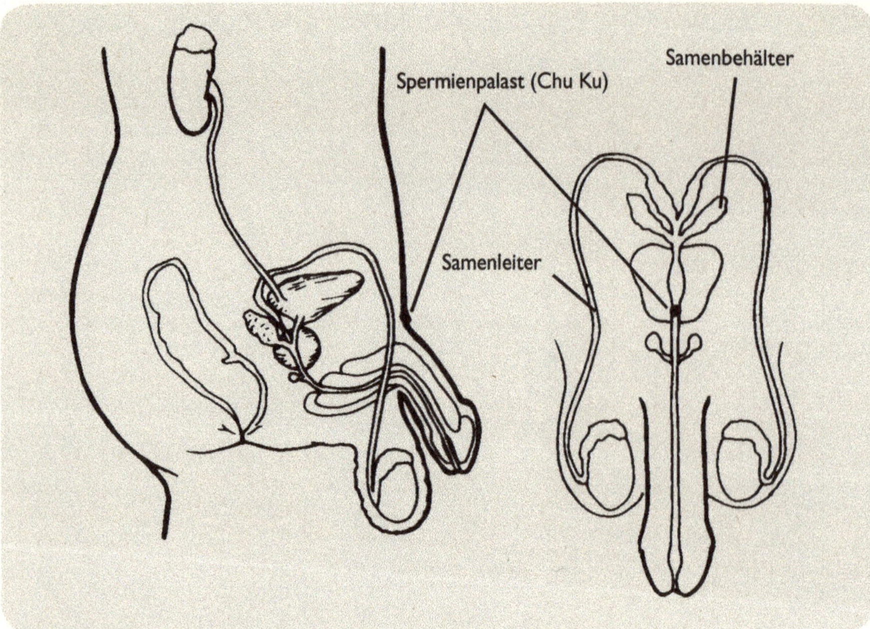

Abb. 2.12. Fahren Sie die Hodengänge entlang.

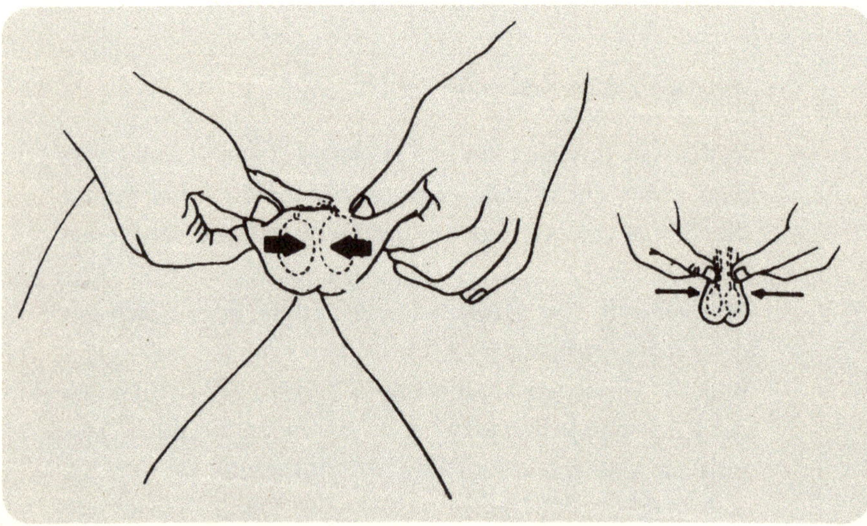

Abb. 2.13. Massage zur Verlängerung der Hodengänge

3. Drehen Sie die Fingerpositionen um und streichen Sie wieder in Richtung der Hoden. Dabei verwenden Sie den Daumen nun, um die Rückseite zu massieren, während der Zeigefinger die Vorderseite bearbeitet. Tun Sie das 36 Mal, wobei jede Bewegungsfolge bestehend aus den Bewegungen hinauf und hinab als ein Mal zählt. Ziehen Sie die Energie in den Mikrokosmischen Orbit.

☼ *Massage zur Dehnung der Hodengänge*

1. Halten Sie die Hodengänge zwischen Ihren Daumen und Zeigefingern. Dabei befinden sich die Daumen vorne.
2. Massieren Sie mit dem rechten Daumen nach links und verwenden Sie den rechten Zeigefinger, um den rechten Hoden zu massieren und sanft nach außen zu ziehen, wodurch der Hodengang gedehnt wird.
3. Als Nächstes massieren Sie mit dem linken Daumen nach rechts und verwenden den linken Zeigefinger, um den Hoden zu massieren und sanft nach außen zu ziehen, wodurch der Hodengang gedehnt wird (siehe Abb. 2.14).
4. Führen Sie mit der Handfläche eine sanfte Massage beider Hoden aus und wiederholen Sie die Dehnung.
5. Jetzt können Sie beide Hoden mit Hilfe der Daumen und Zeigefinger beider Hände bis zu 36 Mal gleichzeitig massieren. Ziehen Sie die Energie nach oben.

Nach diesen Massageübungen sollten Ihre Hoden gut gestreckt sein und tiefer als normal hängen. Sie sollten auch größer erscheinen. Das ist eine Folge der erhöhten Blutzufuhr in die Hoden, zu der es aufgrund der oben genannten Übungen gekommen ist. Sie sollten diese Dehnungen und Massage mindestens 3 bis 4 Mal pro Woche ausführen; es ist aber auch möglich, sie zur

Erlangung einer optimalen Hodengesundheit und Fruchtbarkeit täglich zu machen.

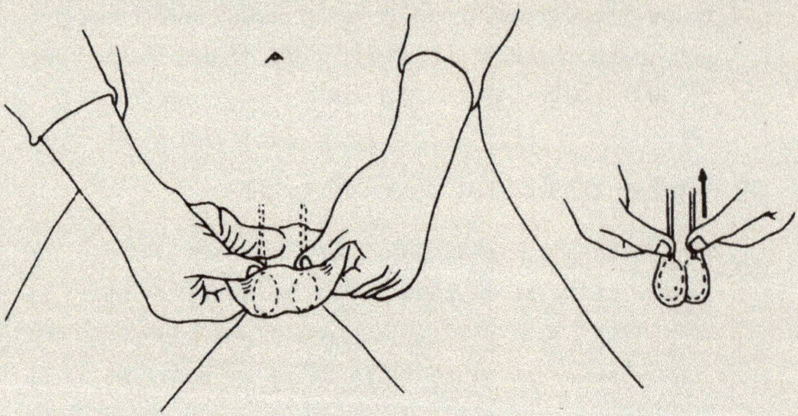

Massieren Sie die Hodengänge zwischen den Daumen und Zeigefingern und drücken Sie sie sanft nach oben.

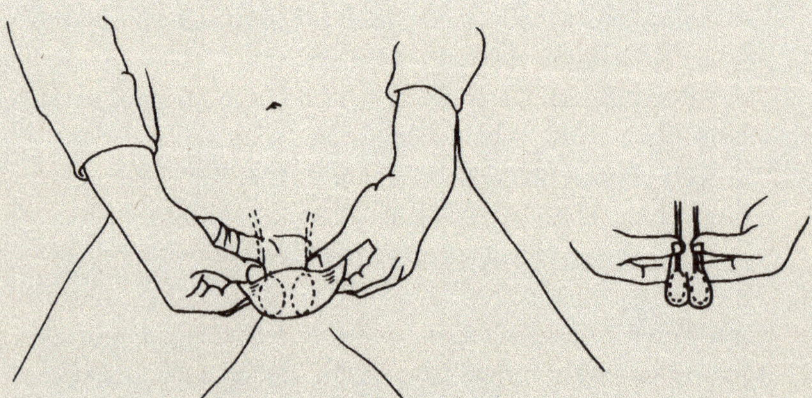

Dehnen Sie die Hodengänge sanft nach unten.

Abb. 2.14. Dehnen Sie die Hodengänge sanft mit Hilfe der Massage.

☼ *Dehnung des Hodensacks und der Penissehnen*

1. Wärmen Sie beide Handflächen auf, indem Sie sie aneinander reiben.
2. Umfassen Sie die Peniswurzel mit Daumen und Zeigefinger, während die restlichen Finger den Hodensack umfassen und die Hoden umgeben (Abb. 2.15).

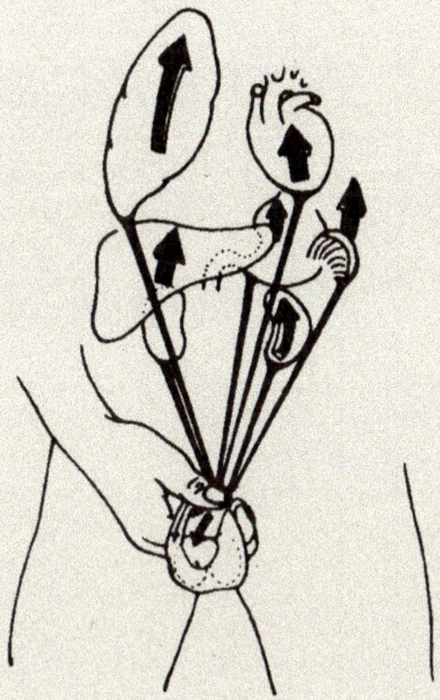

Abb. 2.15. Ziehen Sie den Penis und die Hoden sanft nach unten, während Sie von den inneren Organen aus einen Zug nach oben ausüben.

3. Ziehen Sie den gesamten Lendenbereich in Richtung der Penisspitze hinab, während Sie die inneren Organe hinaufziehen und der nach außen gerichteten Kraft Ihre Hand entgegensetzen. Als Erstes ziehen Sie mit der Hand direkt nach unten und dann in gleicher Anzahl nach rechts und nach links (Abb. 2.16). Gleichzeitig ziehen Sie die inneren Organe vom Damm aus nach oben. Halten Sie diese Position eine Zeit lang und lassen Sie dann los.

4. Ziehen Sie mit einer kreisförmigen Bewegung 9 bis 36 Mal im und dann ebenso oft gegen den Uhrzeigersinn nach unten. Ziehen Sie die Energie hinauf.

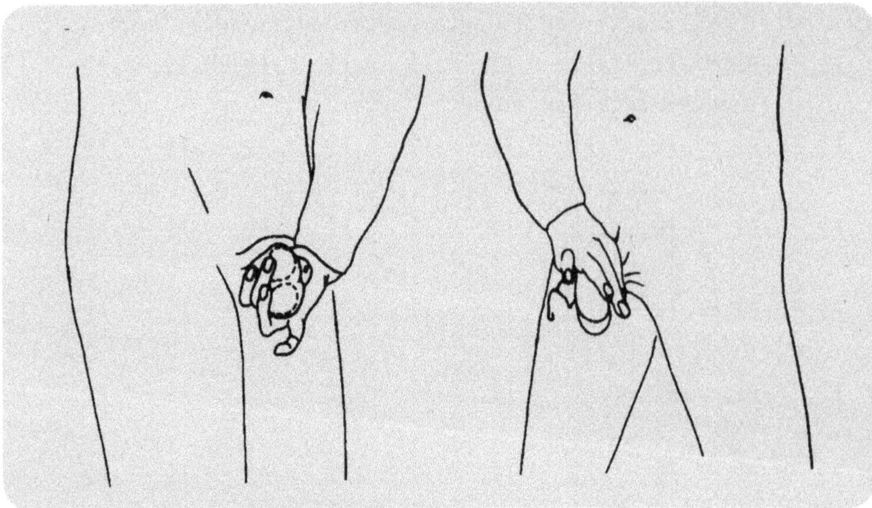

Abb. 2.16. Dehnung des Hodensacks und der Penissehnen.

☼ *Penismassage*

1. Reiben Sie die Handflächen aneinander, bis sie sich erwärmt haben. Ergreifen Sie die Peniswurzel seitlich mit den Daumen und Zeigefingern beider Hände.
2. Massieren Sie den Penis entlang dreier Linien. Beginnen Sie mit der linken Linie und massieren Sie mit dem linken Daumen und Zeigefinger von der Peniswurzel zur Spitze und wieder zurück (Abb. 2.17). Dann massieren Sie auf die gleiche Weise die rechte Linie mit dem rechten Daumen und Zeigefinger.
3. Als Nächstes legen Sie beide Daumen und Zeigefinger an der Peniswurzel auf der mittleren Linie an und massieren

zur Eichel hinab und wieder zurück. Massieren Sie alle drei Linien bis zu 36 Mal, wobei der Weg hinauf und hinab jeweils als ein Mal zählt.

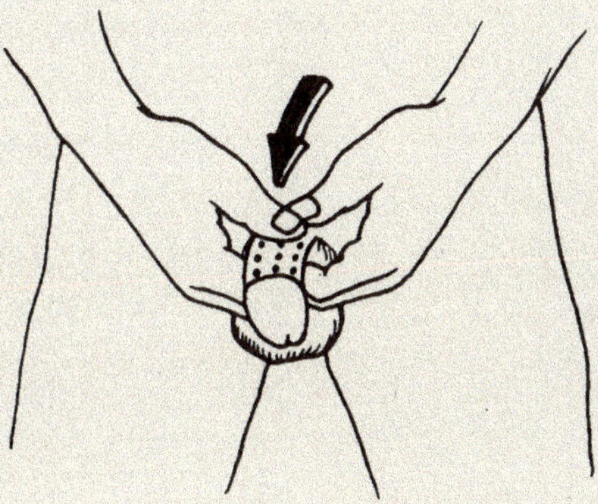

Abb. 2.17. Massieren Sie den Penis von der Wurzel bis zur Eichel entlang der drei Linien.

☼ *Die Hoden abklopfen*

Indem Sie die Hoden abklopfen, können Sie die Nierenenergie des Körpers direkt stimulieren. Da die Nieren die sexuelle Energie steuern, regt das Abklopfen der Hoden die Hormonproduktion des gesamten endokrinen Systems an.

1. Begeben Sie sich in einen weiten Stand oder setzen Sie sich auf die Kante eines Stuhls. Reiben Sie Ihre Handflächen aneinander, bis sie warm sind. Dann ergreifen Sie den Penis und ziehen ihn nach oben.
2. Atmen Sie Chi direkt in die Hoden ein, ziehen Sie diese leicht nach oben und halten Sie den Atem an. Beißen Sie die Zähne zusammen, kontrahieren sie Damm und Anus, aber ziehen Sie die Hoden nur sehr leicht zusammen.

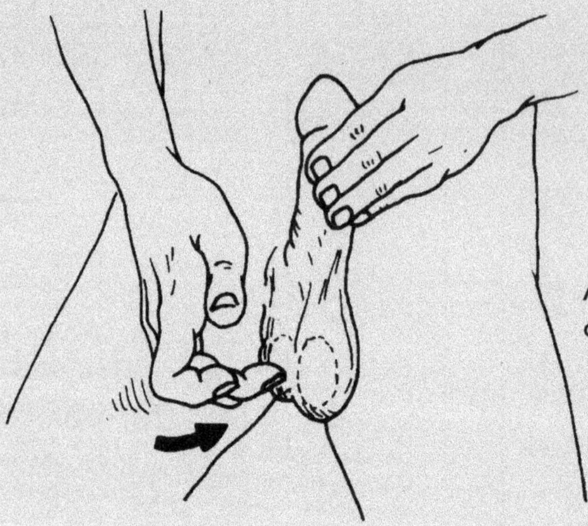

Abb. 2.18. Klopfen Sie die Hoden sanft ab.

3. Klopfen Sie den rechten Hoden leicht mit den Fingerspitzen der rechten Hand ab (Abb. 2.18). Klopfen Sie nicht so fest, dass es schmerzhaft wird, sondern lediglich fest genug, um es im ganzen Unterleib spüren zu können. Klopfen Sie in Serien von 6, 7 oder 8 Mal. Atmen Sie aus, machen Sie eine Pause und ziehen Sie die Energie an der Wirbelsäule entlang nach oben. Führen Sie dieselbe Prozedur mit dem linken Hoden aus.

☼ *Ruhen*

Nach einer Massage ist es sehr wichtig, eine Ruhephase einzuhalten. Verwenden Sie Ihren Geist, um Ihren Atem in Form von langen, sanften und weichen Atemzügen zu kanalisieren. Dann ziehen Sie die Energie dieser Atemzüge zu dem Punkt, an dem Sie gerade üben.

Vorgeschlagener Zeitplan

Praktizieren Sie die Sexualenergie-Massage während der ersten zehn Tag nur leicht. Wenn Sie keine Zeit zur Ausführung aller Techniken haben, sollten Sie zumindest eine davon täglich machen. Sie können die Übungen auch aufteilen und an verschiedenen Tagen jeweils andere Übungsreihen ausführen. Üben Sie in Reihen mit bis zu 36 Wiederholungen, solange Sie sich damit wohlfühlen. Verzichten Sie auf das Üben oder verringern Sie es zumindest, wenn Sie sich nicht wohlfühlen. Haben Sie erst einmal eine gewisse Fertigkeit erlangt, lassen sich diese Übungen sehr rasch ausführen.

Nach zehn Tagen können Sie die machtvolle Wirkung jeder Übung verstärken, indem Sie die Anzahl der Wiederholungen pro Reihe erhöhen. Sie können aber auch weniger Reihen pro Übung verwenden. Verstärken Sie die Wirkungskraft nach 50 Tagen noch mehr, indem Sie die Reihen und Wiederholungen verringern und den Massagen mit den Fingern und Handflächen mehr Zeit widmen. Danach könnten jene unter Ihnen, die bereits Unterricht in Knochenmark Nei Kung erhalten haben, bereit für das Chi-Gewichtheben sein.

Warnung! Wenn Sie wissen, dass im Bereich Ihrer Hodensäcke Blutgerinnsel vorliegen, sollten Sie vor der Anwendung der Sexualenergie-Massage oder der Techniken des Chi-Gewichthebens unbedingt einen Arzt konsultieren. Auch wenn die hier dargestellten Massagetechniken die Entstehung von Blutgerinnseln zu vermeiden helfen, ist medizinischer Rat notwendig, wenn es um eine sichere Anwendung bei bereits vorhandenen Blutgerinnseln geht. Wann immer Sie sich mit den Übungen unwohl zu fühlen beginnen, senken Sie die Intensität Ihrer Übungen oder stellen Sie Ihre Praxis vorübergehend ein.

3

Chi-Gewichtheben

Das Chi-Gewichtheben ist in diesem Buch einzig zur Dokumentation des Verfahrens enthalten und soll den Lehrern sowie ausgebildeten Schülern des *Universal Healing Tao* als Anleitung dienen. Diese Praktiken sind nicht für Anfänger geeignet. *Universal Healing Tao* kann und wird keine Verantwortung dafür übernehmen, wenn Leser dieses Buches das Chi-Gewichtheben versuchen, ohne zuvor qualifizierten Unterricht darin erhalten zu haben.

Die alten taoistischen Meister haben entdeckt, dass die Genitalien mit den Organen und Drüsen in einem Bereich des Damms (Perineum, Hui Yin) in Verbindung stehen, der auch als Chi-Muskel bezeichnet wird und den Anal-, Damm- und Pubococcygeus-Muskel umfasst (siehe Abb. 3.1). Mithilfe dieses Wissens entwickelten sie die Techniken der Heilenden Liebe, indem sie den Chi-Muskel verwendeten, um einen aufwärts gerichteten Fluss sexueller Energie in die höheren Zentren des Körpers zu erzeugen. Schließlich lernten sie, diesen Chi-Fluss zu verstärken, indem sie die Faszien benutzten, also das die Organe und Drüsen umhüllende Gewebe. Bei den Praktiken des Chi-Gewichthebens wird das Bindegewebe der Organe und Drüsen zum Heben von Gewichten verwendet, die äußerlich an den Genitalien verankert sind. Die nützlichen Aspekte der Stärkung des Systems der inneren Organe mithilfe des Bindegewebes wurde zu einem wesentlichen Bestandteil des Knochenmark Nei Kung.

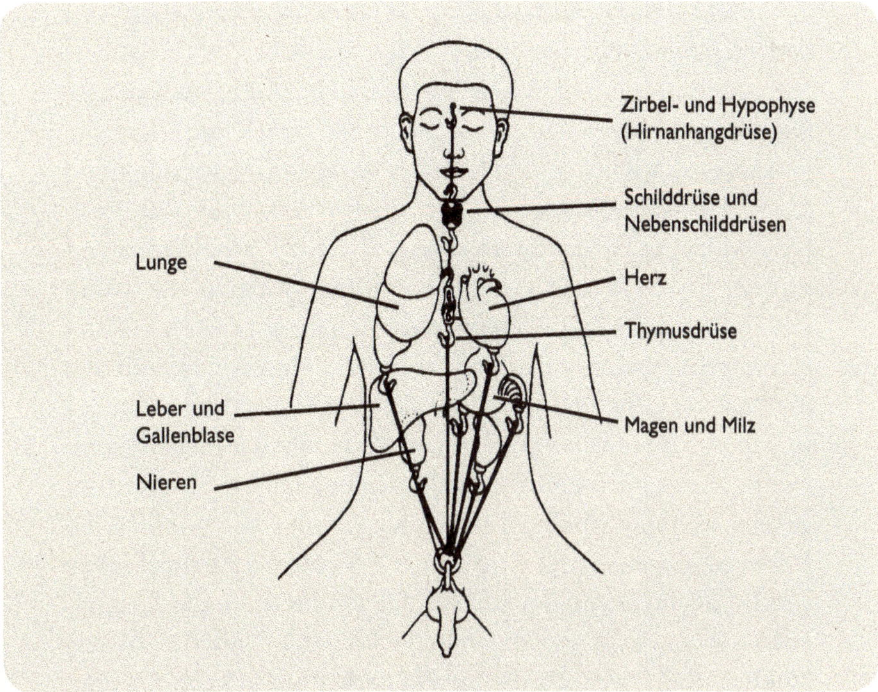

Abb. 3.1. Die Sexualorgane stehen mit allen Organen, Drüsen, Sehnen und Muskeln in Verbindung.

Ursprünglich führten Männer das Chi-Gewichtheben durch, indem sie Steine in einen Korb legten, den sie dann von ihren Lenden herabhängen ließen. Heute werden leichte Gewichte verwendet, um eine bestimmte Art sexueller Energie von den Genitalien in den Körper hinaufzuziehen. Diese Sexualenergie, auch Ching Chi genannt, wird mit der von außen aufgenommenen Energie kombiniert und in die Skelettstruktur hinein verdichtet. Da sich die sexuelle Energie auf diese Weise in Lebenskraft umwandelt, erhöht das Chi-Gewichtheben das Maß der Vitalenergie derer, die es praktizieren. Wenn die umgewandelte Energie durch den Kleinen Energiekreislauf zurückkehrt, werden die Genitalien von den verjüngten Organen neu mit Kraft erfüllt.

Zusätzlich zur Sexualenergie-Massage und dem Chi-Gewichtheben umfasst das Knochenmark Nei Kung auch die Praktiken der Knochenatmung, der Knochenverdichtung und das rhythmische Klopfen der Meridiane mit Bündeln aus Bambus, Walzdraht oder Rattanstäben. Die Knochenatmung verwendet die Kraft des Geistes gemeinsam mit tiefen, entspannten Einatmungen, um einen nach innen gerichteten Fluss externer Energie zu schaffen, der durch die Fingerspitzen und die Zehen eintritt. Diese Energie wird zur Ergänzung zuvor gespeicherter Sexualenergie verwendet, die dann mittels Sexualenergie-Massage oder dem Chi-Gewichtheben im Körper freigesetzt und anschließend durch Knochenverdichtung in die Knochen hineingeprägt wird. Die Klopf- oder Schlagtechniken werden angewendet, um den Körper zu entgiften, das Lymph- und Nervensystem anzuregen und Chi in den Knochen zu verdichten. Bei fortgeschrittener Praxis kann die Stammzellenproduktion verstärkt und angeregt werden.

In Kapitel 5 finden Sie eine Zusammenfassung der Knochenatmungs- und Knochenverdichtungstechniken. Detaillierte Anweisungen für die Schlagtechniken enthält Kapitel 4 des Buchs *Das Heilende Tao. Knochenmark Nei Kung. Taoistische Wege zur Verbesserung der Gesundheit durch die Verjüngung von Knochenmark und Blut* (Healing Tao Books 1994).

VORTEILE DES CHI-GEWICHTHEBENS

Beim Chi-Gewichtheben wird von den inneren Organen und Drüsen eine Gegenkraft erzeugt, die als Widerstand für das auf den Genitalien lastende Gewicht dient.

Stärkung des Netzwerks des Bindegewebes

Die von den Organen erzeugte, nach oben gerichtete Gegenkraft wird vom Chi verstärkt, das vom Sexualzentrum freigesetzt wird, während das System der inneren Organe gleichzeitig das Bindegewebe verwendet, um damit einen gegen das Gewicht gerichteten Zug nach oben auszuüben. Aus diesem Grund trägt das Bindegewebe in hohem Maß zur Verteilung der Energie bei. Darüber hinaus dient es als Verbindung zwischen den Genitalien und dem Beckenboden, genauer gesagt, der Beckenbodenmuskulatur. Wenn diese Verbindung nur locker ist, lassen der Chi-Muskel und die beiden Membranen das Gewicht der Organe auf den Damm fallen, was den Chi-Druck verringert. Wird diese Verbindung stark gehalten, bleiben die Organe und Drüsen an ihrem Platz, und der Chi-Druck bleibt erhalten.

Schaffung einer kraftvollen Beckenbodenmuskulatur und eines starken Beckenbodens

Der menschliche Körper verfügt über viele Membranen, welche die inneren Organe und Drüsen am Platz halten. Dazu gehören das Zwerchfell, der Beckenboden und die BeckenbodenBeckenboden Beckenbodenmuskulatur. Beim Chi-Gewichtheben tragen diese in hohem Maß zu jener aufwärts gerichteten Gegenkraft bei, die gegen den abwärts gerichteten Zug der an den Genitalien verankerten Gewichte eingesetzt wird (siehe Abb. 3.2). Der Beckenboden und die BeckenbodenBeckenboden Beckenbodenmuskulatur – sie werden auch als Boden der Organe betrachtet – sowie der Chi-Muskel werden durch diese Praktiken gestärkt, wodurch jegliche Form des Energieverlusts auf diesem Weg vermieden wird. Ihre verbesserte Kraft hilft zudem bei der Vermeidung eines vorstehenden Unterbauchs, wie er infolge von im Beckenbereich aufeinander lastenden Organen entstehen kann (siehe Abb. 3.3).

Dem Chi-Gewichtheben werden noch viele weitere Vorteile zugeschrieben, die sich auf eine verbesserte Funktion der Membranen beziehen, wie zum Beispiel die Anhebung abgesackter Nieren. Darüber hinaus unterstützen die Techniken die Versiegelung der Öffnungen des Anus und des Sexualorgans, wodurch das Hinaussickern von Chi vermieden wird. Taoisten glauben, dass dies dabei hilft, im Augenblick des Todes den Geist von diesen Öffnungen fortzulenken. Der durch das Tao erzeugte Aufwärtsstrom der Energie weist hin zum höchsten Punkt des Kopfes, der am Lebensende den passenden Ausgang für den Geist darstellt.

Verzögerung des Alterungsprozesses

Die Freisetzung von Sexualhormonen regt die Hypophyse (Hirnanhangdrüse) dazu an, die Produktion eines Alterungshormons zu verhindern. Möglicherweise besteht eine Funktion dieser Drüse darin, das Wachstum mutierter Reproduktionszellen zu messen. Wissenschaftliche Studien haben Hinweise darauf gefunden, dass dieses Alterungshormon immer dann freigesetzt wird, wenn solche Mutationen über ein bestimmtes

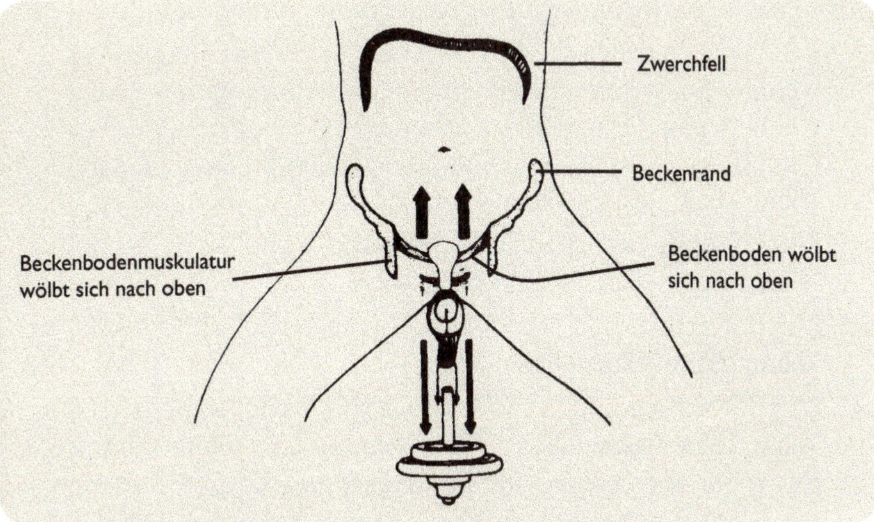

Abb. 3.2. Beckenboden und Beckenbodenmuskulatur stellen die Gegenkraft für die Gewichte dar.

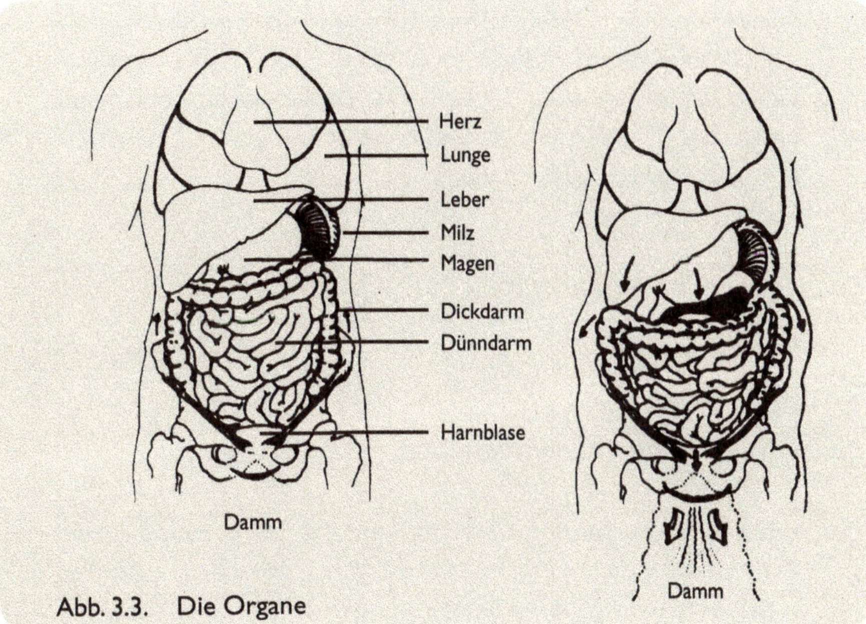

Abb. 3.3. Die Organe

Maß hinaus zunehmen. Theoretisch sollte dieses Wachstum von einer gesunden Reserve an Sexualhormonen aufgehalten werden. Sonst kann die Hypophyse die Abnahme des Ching Chi im Körper wahrnehmen und durch die Produktion von Alterungshormonen einen vorzeitigen Tod herbeiführen. Deshalb ist es weise, die sexuelle Energie und die Sexualhormone mit Hilfe taoistischer Praktiken zu erhalten.

Gehirnstimulation

Auch die rechte Gehirnhälfte wird von Sexualhormonen beeinflusst, die eine Heilung und Verjüngung des Körpers fördern. Da das Ching Chi das System der inneren Organe revitalisiert und das Knochenmark regeneriert, führt eine hormonelle Stimulierung des Gehirns zu einer deutlichen Intensivierung dieses Vorgangs. Dieser Effekt dient auch der spirituellen taoistischen Arbeit, denn für Menschen, die den Taoismus praktizieren, ist das auf allen Ebenen eine stärkende und belebende Erfahrung. Die körperliche und mentale Gesundheit hat direkte Auswirkungen auf den Geist.

AUSRÜSTUNG UND ÄUSSERE VORBEREITUNGEN

Das Tuch zum Gewichtheben

Bei der Sexualenergie-Massage kam ein Tuch zum Einsatz, das nun auch dazu verwendet wird, mit Hilfe eines speziellen Haltegeräts Gewichte zu heben. Je nach der ausgewählten Methode können Tücher in zwei verschiedenen Größen benötigt werden. Das kleinere dient zur Anhebung eines Gewichts von einen Stuhl oder Tisch und sollte etwa 9 x 20 Zentimeter groß sein. Wenn Sie ein Gewicht vom Boden anheben möchten, verändert sich die Länge des Tuches entsprechend Ihrer Beinlänge. Sollte das Tuch zugeschnitten worden sein, können Sie die Kanten zusammennähen, um zu vermeiden, dass es sich auftrennt oder die Haut abschürft.

Ausrüstung

Um die Gewichte zu halten, brauchen Sie ein spezielles Gerät (Abb. 3.4). Wenn Sie damit Gewichte vom Boden aus anheben wollen, benötigen Sie ein verzinktes Rohr von 25 Zentimetern Länge und 2,5 Zentimetern Durchmesser. Für ein Gerät, mit dem Sie das Gewicht von einem Stuhl aus anheben, wird ein Rohr von 20 Zentimetern Länge benötigt. (Falls erforderlich, ist jede der beiden Größen an jede der beiden Methoden anpassbar.) 1,3 Zentimeter von jedem Ende entfernt sollte ein etwa 6 Millimeter durchmessendes Loch in das Rohr gebohrt werden.

Verbinden Sie eine aus zwei Gliedern bestehende Kette mit dem Rohr, indem Sie eine Bolzenschraube mit einem Durchmesser von 6 Millimetern in das Loch einsetzen, die Sie am Ende mit einer Kombimutter sichern. Am Ende der Kette wird ein schwerer Ring mit einem Durchmesser von etwa 4 Zentimetern angebracht. Es gibt verschiedene Arten von Klampen, wie sie in handelsüblichen Hantelsets verwendet werden. Jede davon kann am gegenüberliegenden Rohrende als Gewichthalter eingesetzt werden. Nachdem das Seidentuch sanft, aber fest um die Leiste gebunden worden ist, kann es am Ring angebracht werden, um das gesamte Gewichtgerät anzuheben.

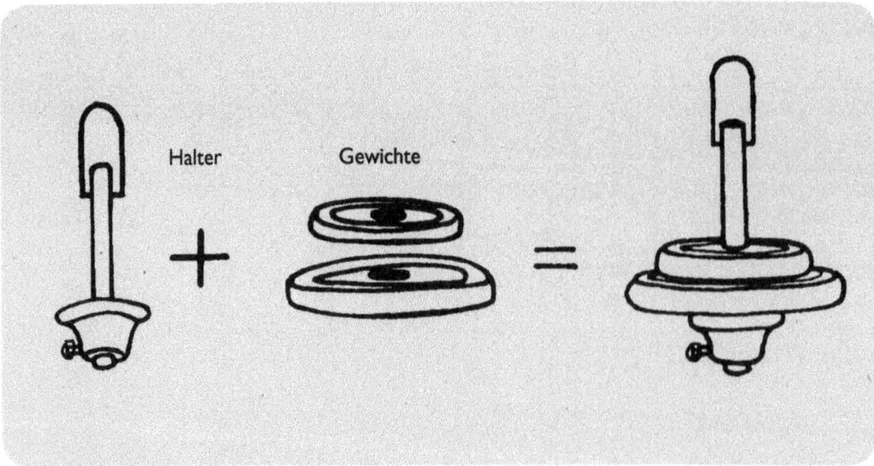

Abb. 3.4. Gerät zum Gewichtheben

Manche Männer können das Chi-Gewichtheben sofort mit einem Gewicht von 2,5 Pfund beginnen. Es ist jedoch sicherer, zunächst nur mit dem Gerät allein zu beginnen oder mit ein oder zwei daran befestigten Gewichten. Das Gewicht zweier Klampen sollte etwa einem Pfund entsprechen – plus dem Gewicht des Geräts selbst. Fügen Sie allmählich mehr Gewicht hinzu, aber immer nur, soweit Sie sich damit wohlfühlen. Gehen Sie nicht zu schwereren Gewichten über, bevor Sie das, mit dem Sie gerade arbeiten, eine Minute lang mühelos anheben können.

Äußere Vorbereitungen

Der Raum, in dem Sie üben, sollte ruhig und gut belüftet, aber nicht kalt sein. Halten Sie für Ihre Meditation und als Platz zum Absetzen des Gewichts einen stabilen Stuhl bereit – es sei denn, Sie heben vom Boden aus. Die beste Zeit für diese

Übungen ist am Morgen, nachdem Sie geduscht und Ihre Blase sowie Ihren Darm entleert haben. Wenn möglich, üben Sie in den frühen Morgenstunden in Richtung Sonne, blicken Sie aber niemals direkt hinein.

Optimale Bedingungen zum Chi-Gewichtheben liegen vor, wenn die Hoden leicht gelockert, aber noch fest sind. Sind sie zu straff und zu nahe am Körper, wird keine der Methoden zum Binden des Tuchs funktionieren. Massieren Sie die Hoden, bis sie sich lockern. Wenn der Hodensack zu lose ist und schwach hängt oder die Hoden sich schwach anfühlen, ist es nicht sicher, damit Gewichte zu heben. Praktizieren Sie dann nur die Massagetechniken.

Die Stärke der Hoden kann eher von innen heraus als mit den Fingern erfühlt werden. Anders ausgedrückt: Während der Massage zeigt ihre Belastbarkeit und ihre Fähigkeit, der Massage ohne Schmerzen standzuhalten, ihren momentanen Entwicklungsstand an. Ein geringer Schmerz nach der ersten Massage kann bei einem Anfänger aber auch das Ergebnis seiner ängstlichen Erwartungen sein. Beginnen Sie mit den Praktiken des Gewichthebens nicht, bevor Sie sich sowohl körperlich als auch emotional damit wohlfühlen.

Die Ziele des Gewichthebens

Universal Healing Tao rät jedem davon ab, ohne Aufsicht und Betreuung mehr als 10 Pfund zu heben. Auf der Grundlage dieses Buchs sollten 10 Pfund das absolute Maximalziel darstellen. Es ist gewiss keine Schande, weniger als die ein oder zwei für Anfänger empfohlenen Pfund zu heben. Wenn Sie mehr als 5 Pfund zu heben beschließen, sollten Sie dabei noch vorsichtiger als ohnehin schon vorgehen.

Warnung! Ohne Betreuung schwerere Gewichte anzuheben, ist nicht nur dumm, sondern wird in diesem Buch auch nicht empfohlen. Wo übertrieben schwere Gewichte zum Einsatz kamen, ist es bei übereifrigen Männern bereits zum Auftreten von Aderrissen oder Blutgerinnseln gekommen, was zu schweren Verletzungen führte. (Es gibt keine Statistiken über mögliche daraus resultierende Todesfälle.) Wenden Sie sich an das *Universal Healing Tao Center* oder seine deutsche Vertretung *Universal Tao Germany*, wenn Sie weitere Informationen zum Unterricht in diesen Praktiken erhalten möchten.

VORBEREITENDE ÜBUNGEN FÜR DAS CHI-GEWICHTHEBEN

Die im Kapitel 1 beschriebene Kraftschluss-Übung sowie die in Kapitel 2 vermittelten Techniken zur Sexualenergie-Massage sollten vor und nach jedem Chi-Gewichtheben durchgeführt werden. Auch wenn nicht alle sechs Techniken erforderlich sind, muss die Sexualenergie-Massage nach der Entfernung der Gewichte wiederholt werden, um die Zirkulation des Bluts und des Chi im Sexualzentrum wiederherzustellen. Auf diese Weise wird sichergestellt, dass der Genitalbereich frei von Verletzungen ist, die zu Blutgerinnselbildung führen könnten.

Noch zwei weitere Übungen sollten dem Chi-Gewichtheben vorangehen: der zunehmende Chi-Druck und der zunehmende Nieren-Druck.

Der zunehmende Chi-Druck

Diese Übung wird vor der Kraftschluss-Technik ausgeführt, um sicherzustellen, dass der Unterleib mit Chi angefüllt ist.

1. Legen Sie den Mittelfinger jeder Hand etwa vier Zentimeter unterhalb des Nabels auf (Abb. 3.5).
2. Konzentrieren Sie sich auf das untere Tan Tien, während Sie Chi hineinatmen und den Punkt durch den daraus resultierenden Druck erweitern. Ihre geistige Kraft verstärkt den Energiefluss in diesen Bereich hinein.

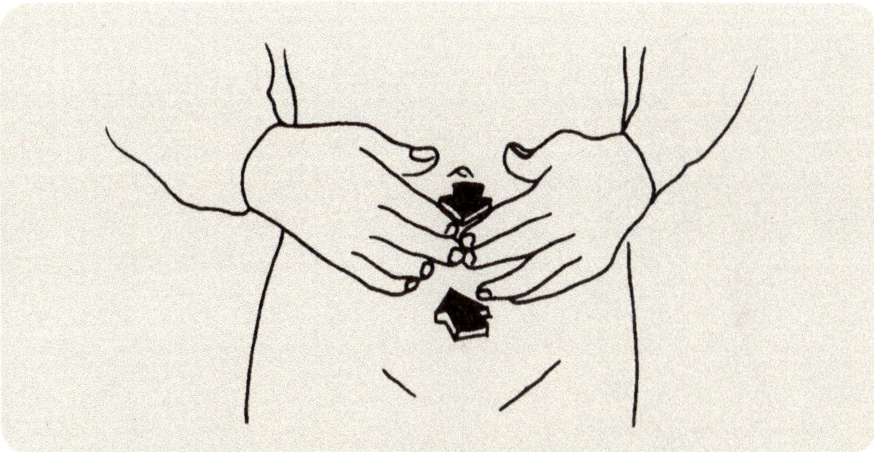

Abb. 3.5. Atmen Sie bis zu 81 Mal in den Unterleib ein und wieder aus, um den Chi-Druck zu erhöhen. Pressen Sie Ihre Finger hinein.

Der zunehmende Nierendruck

1. Nehmen Sie die Reiterstellung ein, in der Ihre Füße etwas weiter als schulterbreit voneinander entfernt sind.
2. Reiben Sie Ihre Handflächen aneinander, bis sie warm sind, und wärmen Sie dann Ihre Nieren an, indem Sie die energetisierten Handflächen auf dem Rücken direkt darüber auflegen (Abb. 3.6).

3. Beugen Sie Ihren Oberkörper während des Einatmens leicht nach vorne und ziehen Sie die rechte und linke Seite des Anus hoch, während Sie Chi in die Nieren bringen.
4. Atmen Sie aus und entleeren Sie die Nieren.
5. Führen Sie diese Reihe bis zu 36 Mal aus und beenden Sie sie, indem Sie die Hände anwärmen und auf den Nieren auflegen.

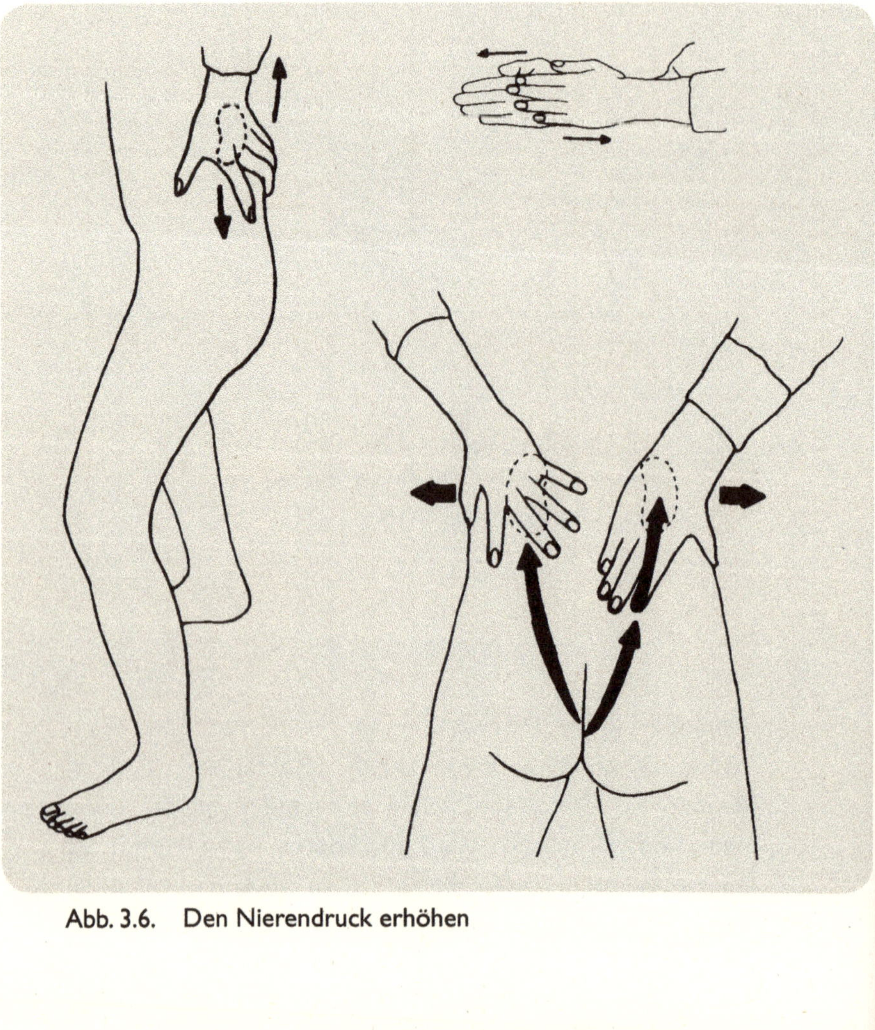

Abb. 3.6. Den Nierendruck erhöhen

Chi-Gewichtheben

Das Chi-Gewichtheben ist sowohl aus einer knienden als auch einer stehenden Position heraus möglich (Abb. 3.7). Wenn Sie nicht knien können, legen Sie das Gewicht vor sich auf einem Stuhl ab. Es kann manchmal notwendig sein, die Genitalien schnell vom Druck der Gewichte zu entlasten, besonders wenn diese zu schwer sind und der Knoten unter den Hoden zu fest gebunden wurde. Aus diesem Grund sollten Sie das Gewicht nahe eines Ortes belassen, an dem Sie es schnell entfernen können.

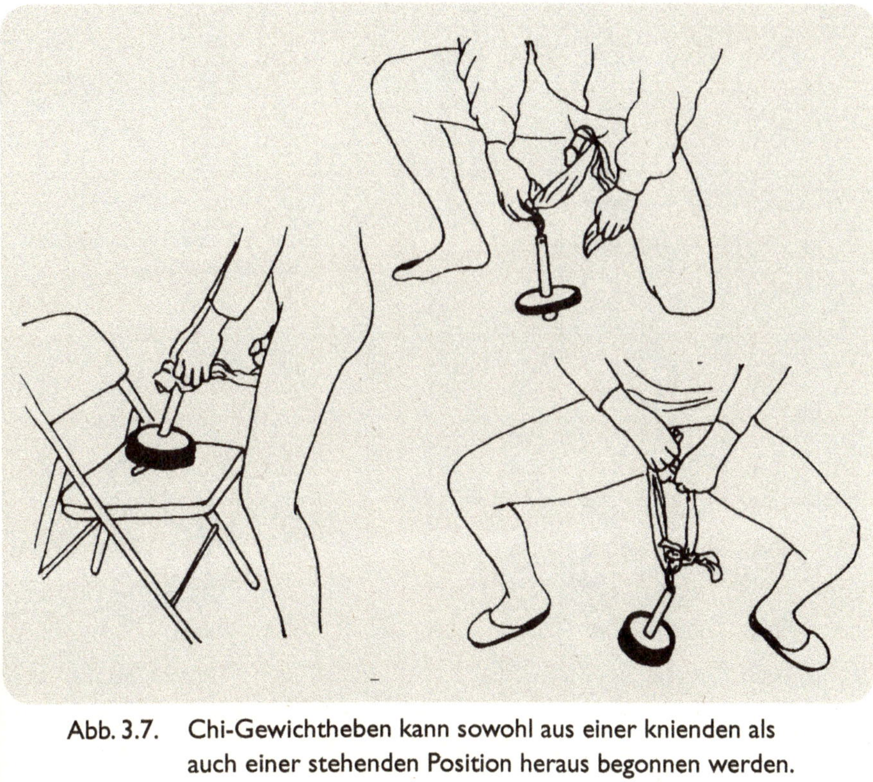

Abb. 3.7. Chi-Gewichtheben kann sowohl aus einer knienden als auch einer stehenden Position heraus begonnen werden.

☼ *Das Gewicht befestigen*

Erwägen Sie, ein Ende des Tuchs um den Ring zu binden, während Sie das andere in Form einer Schleife liegen lassen – unter dem Knoten gefaltet –, damit der Knoten von selbst aufgeht, wenn man an diesem Ende zieht.

Warnung! Binden Sie das Tuch nicht nur um die Hoden allein.

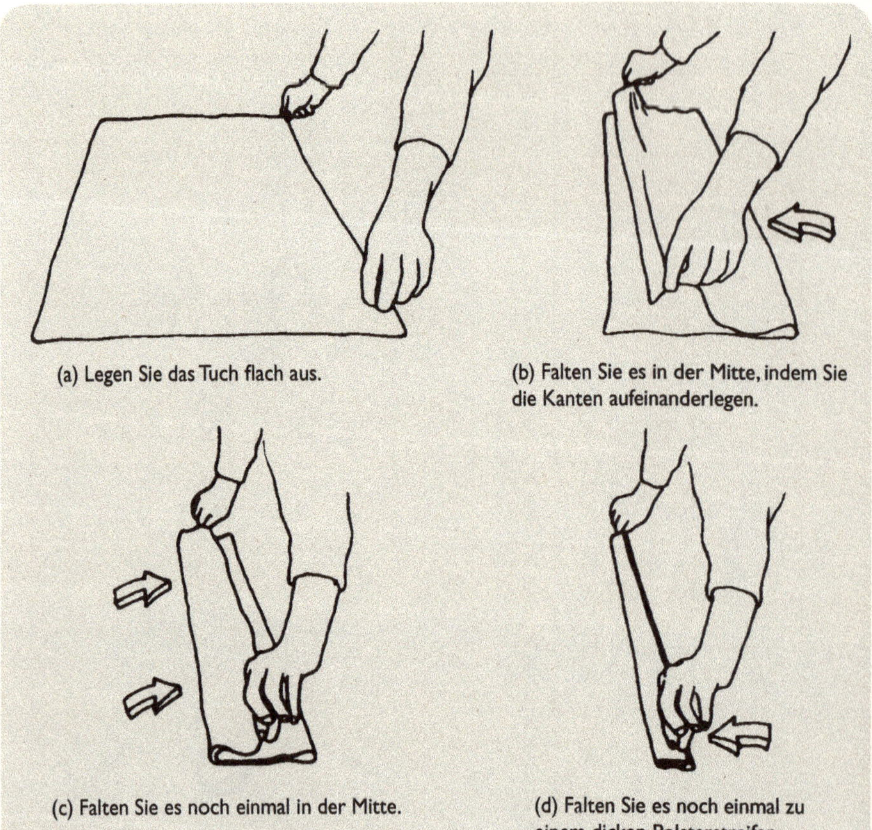

(a) Legen Sie das Tuch flach aus.

(b) Falten Sie es in der Mitte, indem Sie die Kanten aufeinanderlegen.

(c) Falten Sie es noch einmal in der Mitte.

(d) Falten Sie es noch einmal zu einem dicken Polsterstreifen.

Abb. 3.8. Das Tuch falten

1. Falten Sie das Tuch mehrere Male in Längsrichtung, bis es etwa zwei bis drei Zentimeter breit ist (Abb. 3.8). Dadurch entsteht eine dicke Polsterung.
2. Halten Sie das Tuch unter den Damm und führen Sie es hinter den Hoden nach oben. Stellen Sie sicher, dass die Kante des Tuchs vom Körper weg zeigt, damit Sie nicht in die Haut des Leistenbereichs einschneidet.
3. Wickeln Sie beide Tuchenden nach oben um den Penis und die Hoden herum und sichern Sie das Tuch an der Oberseite des Penis mit einem Knoten.

Anmerkung: Wenn Sie es vorziehen, können Sie das Tuch auf der Oberseite des Penis auflegen und den Knoten unter den Hoden machen. In jedem Fall muss sich der Knoten schließlich am Damm befinden (Abb. 3.9).

4. Schieben Sie den Knoten hinter die Hoden und unter den Damm. Die Enden des Tuches sollten zu Boden hängen. Bevor Sie den Knoten anziehen, können Sie ein Ende verwenden, um zwischen Knoten und Leiste eine Schlinge zu machen, damit das Gerät schnell wieder entfernt werden kann.
5. Spannen Sie die Muskeln des Leistenbereichs an und ziehen Sie den Knoten zusammen. Penis und Hoden sollten durch den Druck leicht hervortreten, damit sie nicht herausrutschen können. Schneiden Sie die Blutzufuhr zu den Hoden nicht ab.
6. Binden Sie ein Tuchende um das Gewicht, das Sie auf den Boden oder auf einen Stuhl gelegt haben. Wenn es sich am Boden befindet, knoten Sie es in einer knienden Position an.
7. Um das Tuch am Ende der Übung zu entfernen, knien Sie sich vor den Stuhl – oder über den Boden – und öffnen den

Knoten, der es mit dem Haltegerät verbindet. Dann entfernen Sie das Tuch von der Leiste.

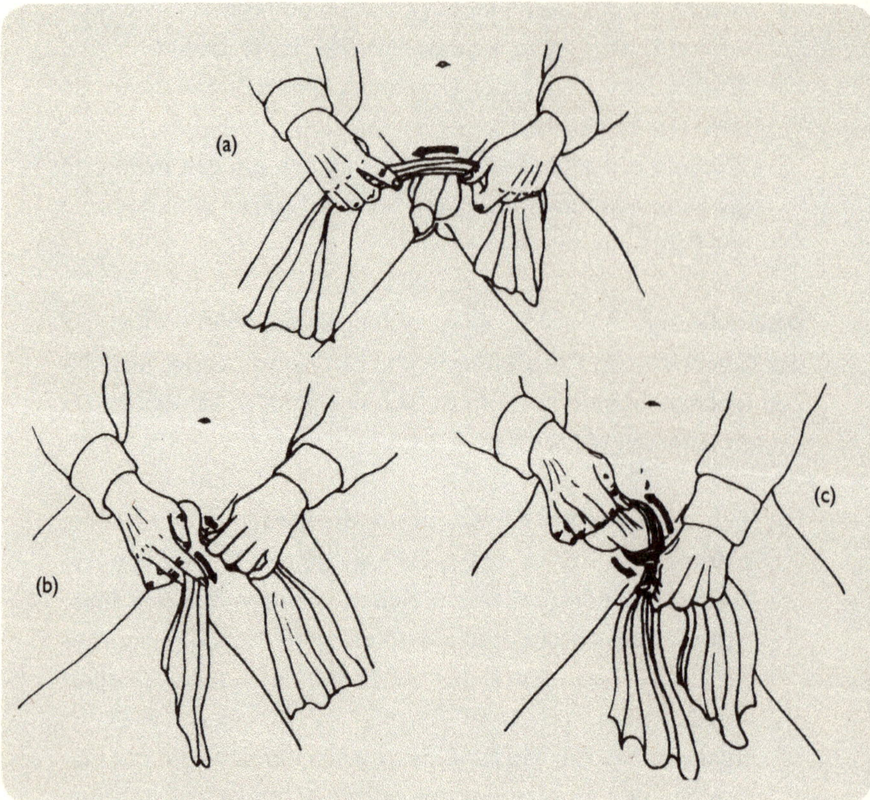

Abb. 3.9. Binden Sie das Seidentuch um die Genitalien.

☼ *Antesten und Anheben des Gewichts*

1. Stehen Sie langsam auf, halten Sie das Tuch oder das Gewicht in Ihrer Hand und nehmen Sie eine Gewichtheber-Haltung ein – die Füße befinden sich parallel am Boden und sind etwa schulterbreit voneinander entfernt, die Knie

sind leicht gebeugt, das Gewicht eher auf den Fersen als auf den Zehen. Verwenden Sie Ihre Zeige- und Mittelfinger, um das Gewicht auszuprobieren und festzustellen, ob es zu schwer ist oder nicht.

2. Atmen Sie kurz ein und ziehen Sie den Anus, den Damm und die Genitalien nach oben. Atmen Sie noch einmal ein und ziehen Sie beide Seiten des Anus hoch, während Sie zugleich Chi in die rechte beziehungsweise linke Niere führen.
3. Drücken Sie die Zunge fest gegen den Gaumen, um Ihre innere Kraft zu verstärken. Der zunehmende Druck an dieser Verbindungsstelle beschleunigt den Aufwärtsfluss des Chi.
4. Dann lassen Sie das Tuch langsam los, bis Sie das Gewicht ganz vom Sexualorgan aus halten. Belassen Sie die Finger einer Hand in der Nähe, spüren Sie den Zug des Gewichts und entscheiden Sie, ob Ihre Genitalien diesem Zug standhalten können oder nicht. Stellen Sie sicher, dass Sie sich einigermaßen wohl damit fühlen.
5. Beginnen Sie, einen Gegenzug zum Gewicht auszuüben, indem Sie Ihre innere Kraft einsetzen – besonders jene der Nieren.
6. Atmen Sie ein, ziehen Sie die rechte, vordere, linke und hintere Seite des Anus hoch und wickeln Sie die Energie um die Nieren (siehe Abb. 3.10).
7. Lassen Sie das Gewicht leicht schwingen und ziehen Sie die Energie zum Steißbein und dann zum Kreuzbein hinauf. In den ersten Wochen üben Sie bis zum Kreuzbein. Wenn Sie mehr Energie spüren, können Sie sich langsam zum Brustwirbel Th11, zum Halswirbel C7, zum Jadekissen und dann bis ganz hinauf zum höchsten Punkt des Kopfes (Scheitelpunkt, Bai Hui) vorarbeiten. Wenn Sie bereit sind, die Energie zu speichern, drücken Sie Ihre Zunge gegen

den Gaumen und bringen die Kraft zum Nabel hinab, womit Sie den Kleinen Energiekreislauf vervollständigen. Im fortgeschrittenen Stadium wird eine zweite Runde angeschlossen, die dazu dient, dasselbe Gewicht von den inneren Organen und Drüsen aus anzuheben. Statt das Gewicht zwischen den Runden zu entfernen, können Sie es während der Ruhephase dazwischen auch einfach festhalten.

8. Um die Übung zu beenden, knien Sie sich hin, setzen das Gewicht wieder auf dem Stuhl oder Boden ab und entfernen das Haltegerät. Nachdem Sie das Gerät entfernt haben, binden Sie das Tuch los. Unmittelbar danach sollte die Kraftschluss-Übung durchgeführt werden.

☼ *Das Gewicht schwingen*

Das Schwingen des Gewichts vermittelt dem Übenden Kontrolle über das Maß des Drucks, der auf den Leisten lastet. Deshalb werden leichtere Gewichte empfohlen. Man verwendet das Chi aus der faszialen Verbindung zwischen dem Damm und den Nieren, um das Gewicht zu heben. Schwingen Sie die Gewichte anfangs nur ganz sanft und stellen Sie dabei fest, wie viel Druck für Sie noch angenehm ist.

1. Atmen Sie ein, während Sie den Anus und den Damm kontrahieren. Schwingen Sie das angehängte Gewicht 36 bis 49 Mal (Abb. 3.11). Synchronisieren Sie Ihren Atem mit jedem Schwung. Atmen Sie ein, wenn das Gewicht nach vorne pendelt, und atmen Sie aus, wenn es zurückschwingt. Üben Sie bei jedem Vorwärtsschwung einen inneren Gegenzug nach oben aus und ziehen Sie die Energie zum Steißbein, zum Kreuzbein und dann durch den gesamten Kleinen Energiekreislauf hinauf. Jeder voll-

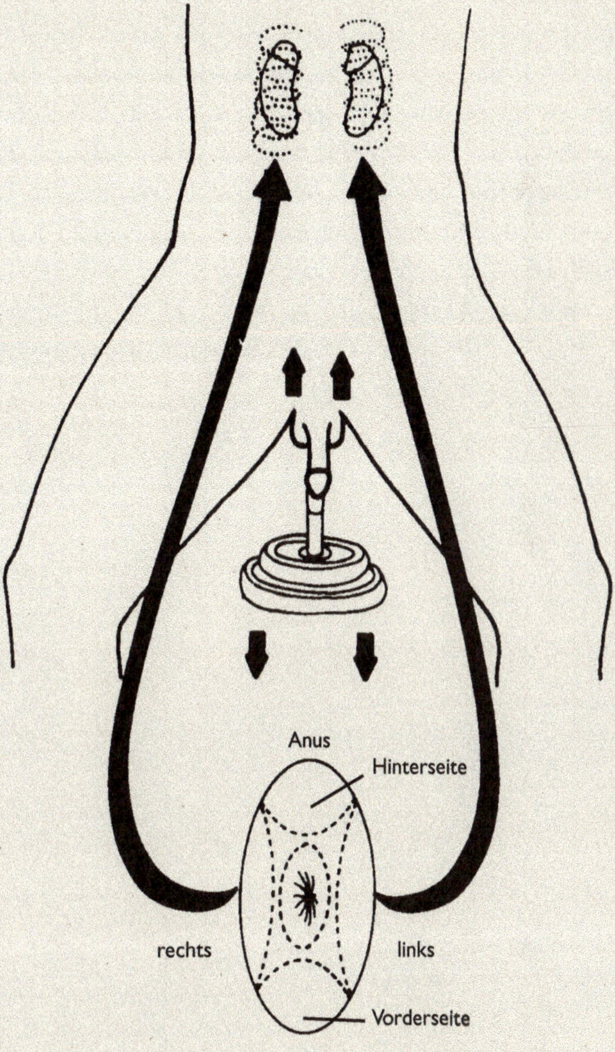

Abb. 3.10. Wenn Sie den Zug des Gewichts spüren, atmen Sie ein und ziehen den rechten, vorderen, linken und hinteren Teil des Anus hoch. Wickeln Sie das Chi um die Nieren.

ständige Schwung vor und zurück sollte etwa eine Sekunde lang dauern.

2. Nach einer Woche versuchen Sie, das Gewicht 60 Sekunden lang schwingen zu lassen. Wenn schwerere Gewichte geschwungen werden, führt das zu einem höheren Druck der durch den Chi-Muskel ausgeübten Gegenkraft, doch es ist klüger, die Druck mit leichteren Gewichten zu verstärken, indem man jeden Schwung mit etwas mehr Kraft ausführt. Die leichteren Gewichte sollten bis zu ihrer maximalen Wirkungskraft genutzt werden, weil es auf diese Weise zu einer Stärkung des Chi-Muskels und zu einer erhöhten Hormonproduktion kommt.

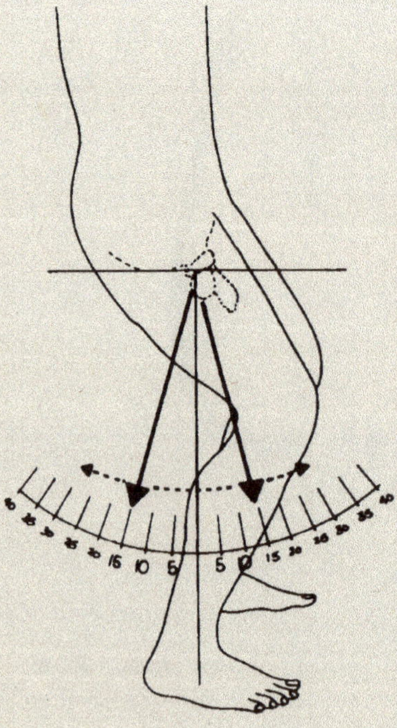

Abb. 3.11. Schwingen Sie das Gewicht in einem Winkel von 15 bis 30 Grad.

Beenden Sie die Übung mit dem Kraftschluss und den Massagetechniken

Nachdem Sie das Gewicht abgesetzt haben, sollten Sie mindestens zwei oder drei Runden der Kraftschluss-Übung durchführen. Dann wenden Sie die Tuchmassage und die Techniken der Sexualenergie-Massage an. Danach ruhen Sie und praktizieren die Meditation des Mikrokosmischen Orbits, um die enorme Energie, die Sie erzeugt haben, schließlich im Nabel zu sammeln.

Gewichte vom Kleinen Energiekreislauf aus anheben

Nachdem Sie zwei bis vier Wochen geübt haben und wenn Sie sich mit dem Chi-Gewichtheben wohlfühlen, beginnen Sie, das Gewicht von den Stationen des Kleinen Energiekreislaufs aus anzuheben. Verwenden Sie die Energie, die Sie in das Kreuzbein und in die höheren Zentren hinauf ziehen, um das Gewicht von jeder dieser Stationen aus anzuheben.

Nehmen Sie sich Zeit dafür, überstürzen Sie nichts. Es kann an jedem Punkt durchaus zwei Wochen dauern, bis Sie spüren können, wie der Fluss des Kleinen Energiekreislaufs als Teil der Gegenkraft arbeitet und wirkt.

Anmerkung: Da es sich doch um eine sehr aufwendige Übung handelt, die viel Aufmerksamkeit und Konzentration erfordert, haben wir Ihnen im Folgenden eine detaillierte Beschreibung des Ablaufs in Form von 10 Schritten zusammengestellt.

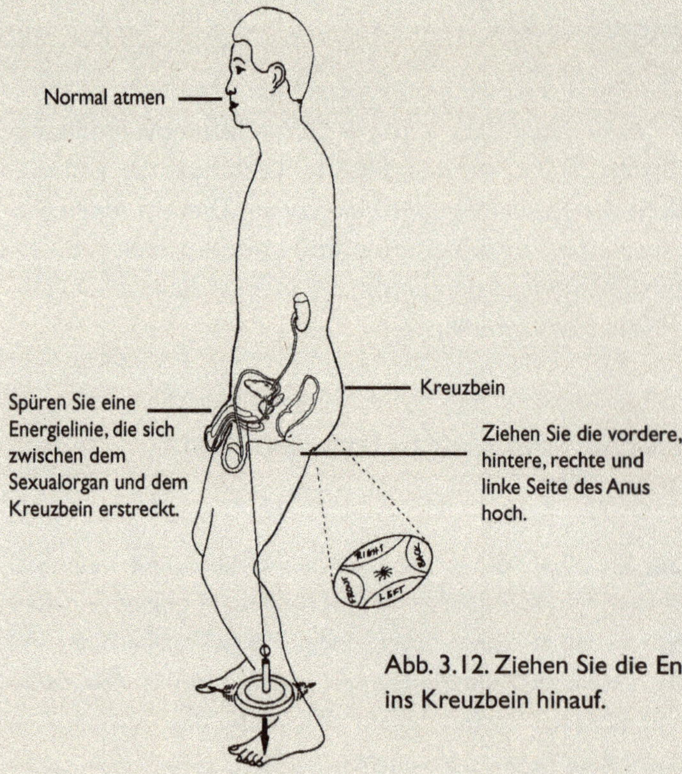

Abb. 3.12. Ziehen Sie die Energie ins Kreuzbein hinauf.

1. Kreuzbein: Während Sie das Gewicht von den Sexualorganen aus anheben, ziehen Sie die vordere, hintere, rechte und linke Seite hinauf, um die Energie zum Kreuzbein zu führen (Abb. 3.12). Halten Sie sie dort. Atmen Sie normal und lassen Sie die Gewichte sanft schwingen. Spüren Sie einen Energiekanal, der sich vom Sexualzentrum zum Kreuzbein hinauf erstreckt.

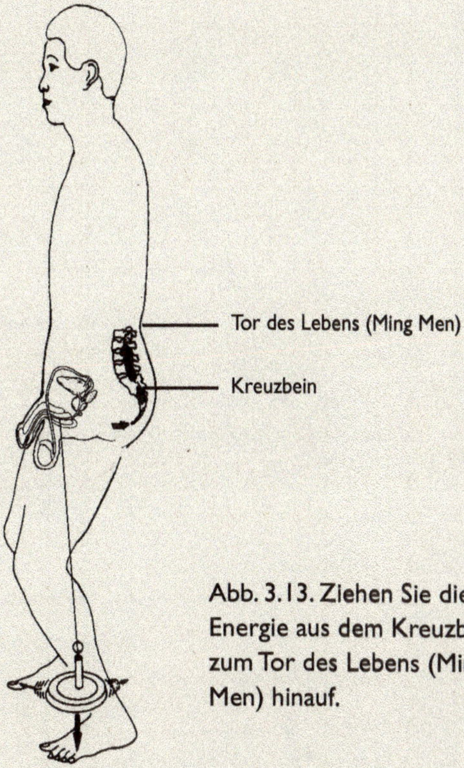

Abb. 3.13. Ziehen Sie die Energie aus dem Kreuzbein zum Tor des Lebens (Ming Men) hinauf.

2. Tor des Lebens: Wenn Sie die Energie am Kreuzbein spüren können, führen Sie sie zum Tor des Lebens hinauf, das auf der Wirbelsäule direkt gegenüber dem Nabel liegt (Abb. 3.13). Halten Sie das Chi dort und lassen Sie die Gewichte weiter schwingen. Ziehen Sie mit jedem Schwung weitere Energie hinauf.

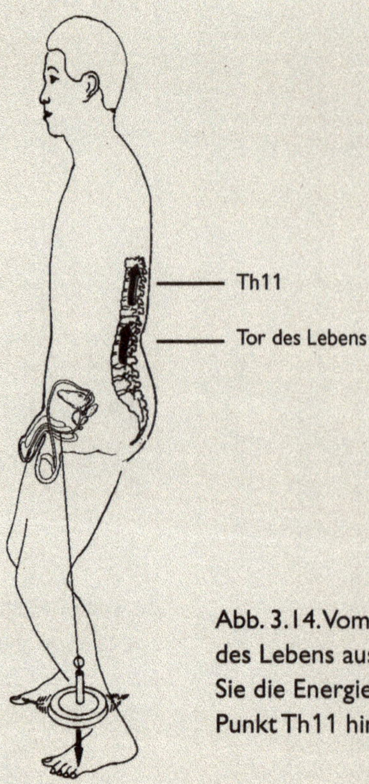

Abb. 3.14. Vom Tor des Lebens aus ziehen Sie die Energie in den Punkt Th11 hinauf.

3. Der Punkt Th11: Führen Sie die Energie vom Tor des Lebens aus zum Punkt Th11 hinauf, der sich gegenüber des Solarplexus auf der Wirbelsäule befindet (Abb. 3.14). Spüren Sie, wie sich die Energielinie bis zum Punkt Th11 hinauf bewegt.

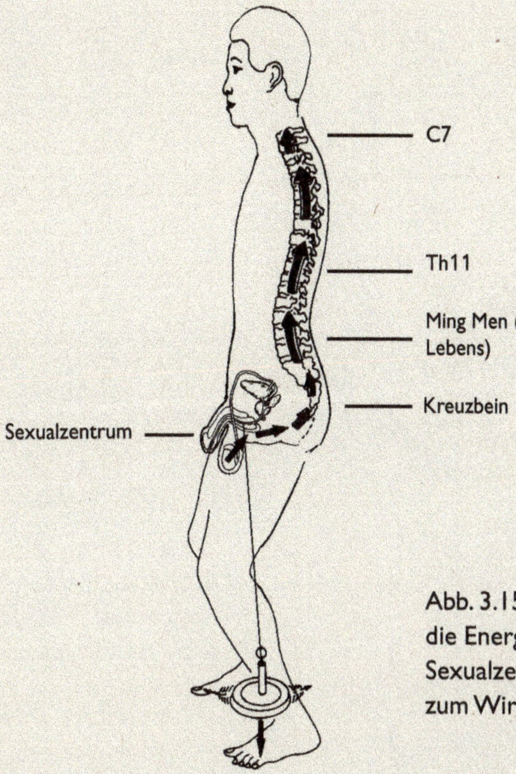

Abb. 3.15. Ziehen Sie die Energie vom Sexualzentrum ganz bis zum Wirbel C7 hinauf.

4. Der Punkt C7: Ziehen Sie die Energie vom Sexualzentrum über das Kreuzbein, das Tor des Lebens und den Punkt Th11 bis zum Punkt C7 an der Nackenwurzel hinauf (Abb. 3.15). Spüren Sie den Energiekanal, der sich von den Sexualorganen bis hinauf zum Punkt C7 erstreckt.

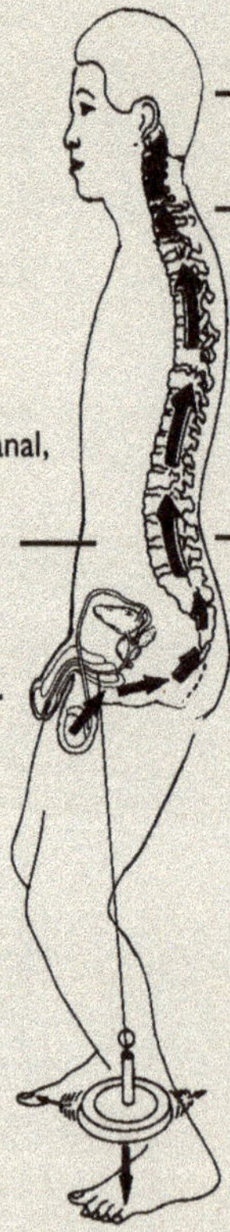

Abb. 3.16. Ziehen Sie die Energie aus dem Sexualorgan ganz bis zur Schädelbasis hinauf.

5. Schädelbasis: Als Nächstes ziehen Sie die Energie durch das Kreuzbein, das Tor des Lebens, Th11 und C7 bis zur Schädelbasis hinauf (Abb. 3.16). Spüren Sie den Fluss des Chi von den Sexualorganen bis hoch zur Schädelbasis.

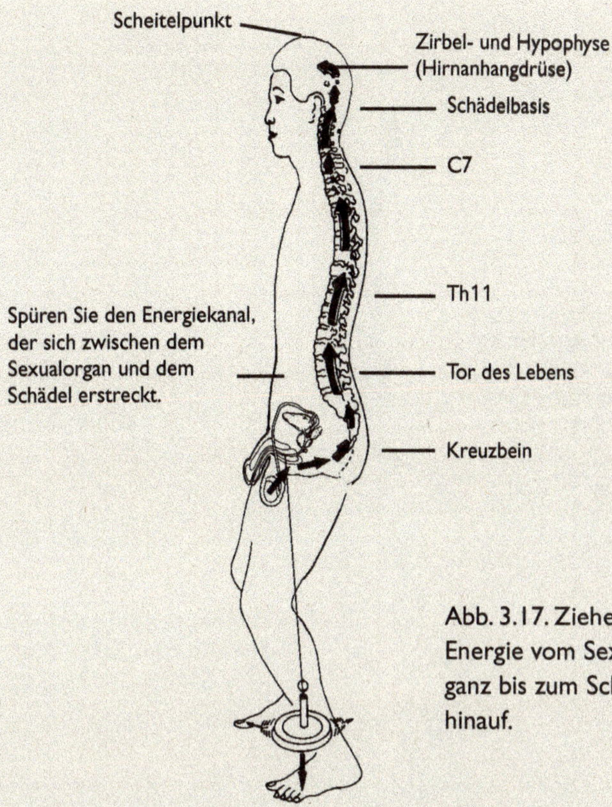

Abb. 3.17. Ziehen Sie die Energie vom Sexualorgan ganz bis zum Scheitelpunkt hinauf.

6. Scheitelpunkt und Hypophyse (Hirnanhangdrüse): Ziehen Sie das Chi bis zum Scheitelpunkt hinauf, wo sich die Hypophyse befindet (Abb. 3.17). Erinnern Sie sich, dass die Sexualdrüsen in enger Verbindung zur Zirbel- und Hypophyse stehen. Wenn diese Drüsen angeregt werden, können Sie die Verbindung eventuell spüren.

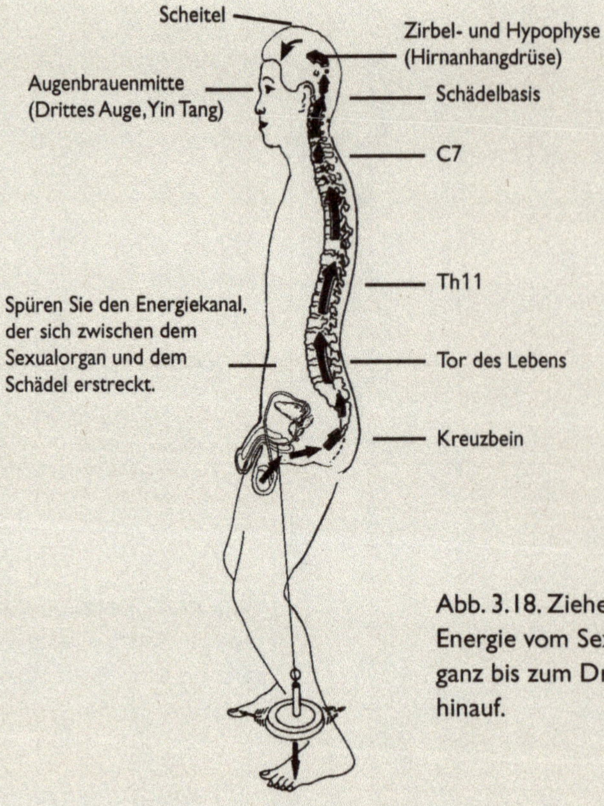

Abb. 3.18. Ziehen Sie die Energie vom Sexualorgan ganz bis zum Dritten Auge hinauf.

7. Das »Dritte Auge«: Führen Sie das Chi zum Dritten Auge, also zu dem Punkt genau zwischen den Augenbrauen, und von dort in die Mitte des Kopfes, der auch als »Kristallkammer« bekannt ist und wo sich die Hypophyse (Hirnanhangdrüse) befindet (Abb. 3.18).

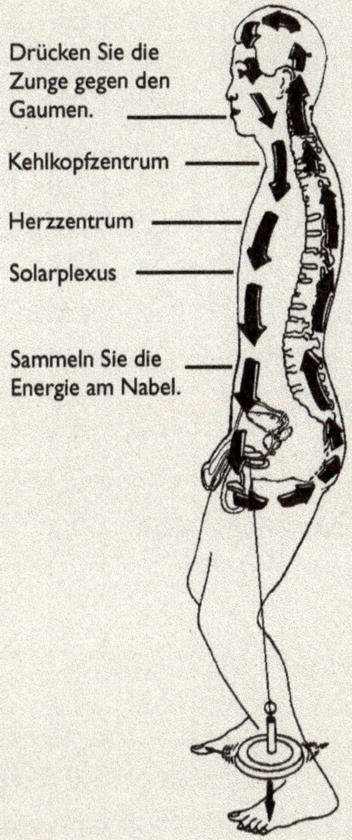

Abb. 3.19. Lassen Sie das Chi durch den gesamten Kleinen Energiekreislauf kreisen und sammeln Sie die Energie am Nabel.

8. Drücken Sie die Zunge gegen den Gaumen und führen Sie das Chi zum Kehlkopfzentrum, zum Herzzentrum, zum Solarplexus und schließlich zum Nabel hinab (Abb. 3.19). Der Überschuss ergießt sich zurück in das Sexualzentrum.
9. An diesem Punkt haben Sie die Energie erfolgreich von den Sexualorganen durch die Wirbelsäule über den höchsten Punkt des Kopfes hinauf und dann an der Vorderseite des Körpers entlang zum Nabel sowie zu den Sexualorganen zurückgeführt und sie so durch den Kleinen Energiekreislauf

kreisen lassen. Dieser Vorgang verfeinert und verstärkt das Chi, während es sich durch die Energiezentren bewegt.

10. Wenn der Kleine Energiekreislauf für den Fluss der sexuellen Energie geöffnet ist, müssen Sie diese Energie nur noch in den Kopf ziehen und dann über die Zunge in den Nabel hinab führen. Konzentrieren Sie sich darauf, die Energie hochzuziehen, im Kleinen Energiekreislauf kreisen zu lassen und dann im Nabelbereich (Tan Tien) zu speichern. Das Chi wird sehr schnell durch all diese Zentren fließen, und Sie werden es nicht mehr durch jeden einzelnen Punkt der Wirbelsäule hinaufbewegen müssen.

Fortgeschrittenes Chi-Gewichtheben unter Verwendung der inneren Organe

☼ *Die Nieren helfen beim Anheben des Gewichts*

In den Anfangsstadien des Chi-Gewichthebens stellen die Nieren die Energie für die wahre innere Gegenkraft zur Verfügung (Abb. 3.20). Können Sie diese Kraft erst einmal spüren, wird es einfacher, die Energie der anderen Organe anzuzapfen, um mit ihrer Hilfe schwerere Gewichte anzuheben. Wenn Sie mit zunehmend schwereren Gewichten arbeiten, sollten Sie damit beginnen, die Kraft der anderen Organe und Drüsen zur Erhöhung der aufwärts gerichteten Gegenkraft zu verwenden.

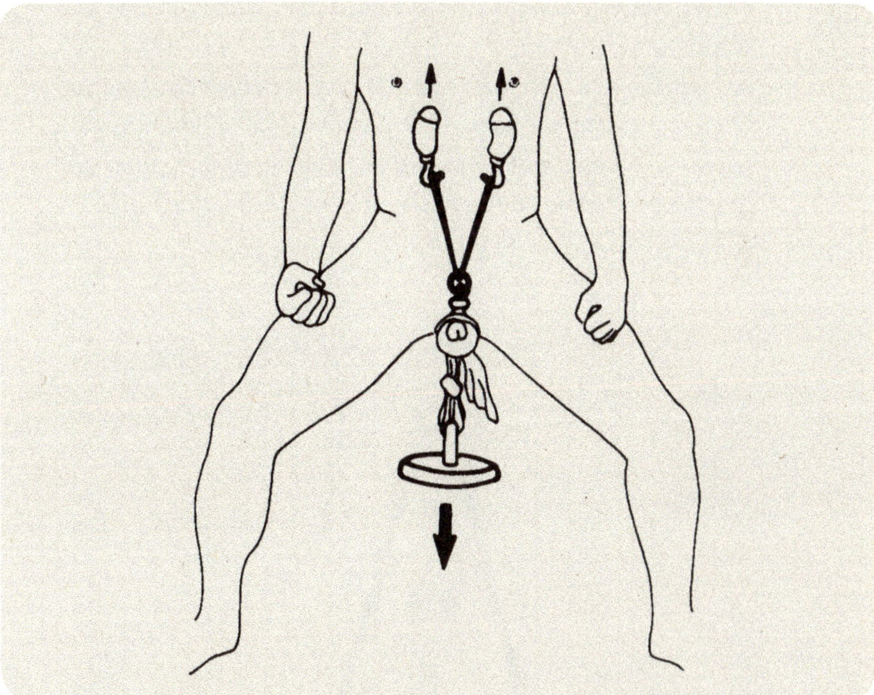

Abb. 3.20. In den Anfangsstadien des Chi-Gewichthebens stellen die Nieren die innere Gegenkraft zur Verfügung.

1. Beginnen Sie immer, indem Sie die Energie mehrere Male zum Kopf hinaufziehen, um den Fluss innerhalb des Kleinen Energiekreislaufs sicherzustellen.
2. Atmen Sie mehrmals kurz ein, ziehen Sie die linke Seite des Anus hoch und lassen Sie die Energie spiralförmig zur linken Niere aufsteigen. Atmen Sie nochmals ein, ziehen Sie die rechte Seite des Anus hinauf und lassen Sie die Energie spiralförmig zur rechten Niere hinaufsteigen (Abb. 3.21). Halten Sie die Energie dort und spüren Sie, wie sie in den Nieren gegen das Gewicht zur Zungenspitze hinaufsteigt. Manche Menschen berichten, dass sie die

Nieren spüren können, sobald diese das Anheben des Gewichts unterstützen.

3. Atmen Sie aus, erhalten Sie den Zug des Damms und der Nieren aufrecht und atmen Sie dann normal. Ziehen Sie mit jedem Schwung mehr Energie aus den Sexualorganen und den Nieren hinauf. Führen Sie 36 bis 49 Schwünge aus.

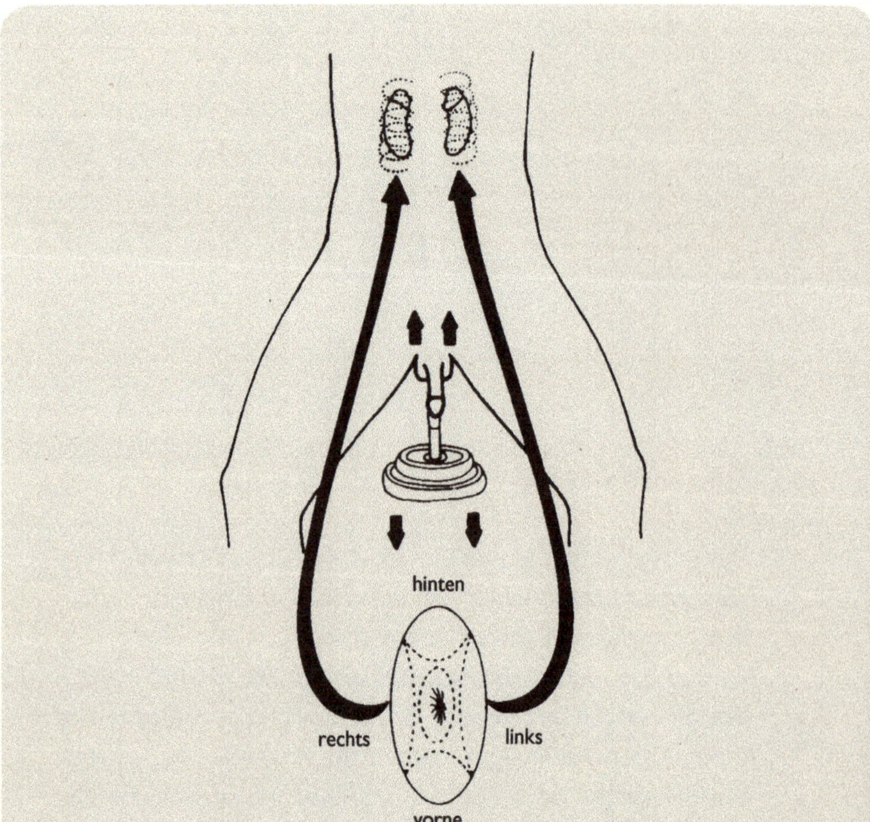

Abb. 3.21. Wenn Sie das Gewicht fühlen können, atmen Sie ein und ziehen die rechte und linke Seite des Anus hoch. Wickeln Sie die Energie um die Nieren.

☼ *Milz und Leber heben das Gewicht an*

Halten Sie den Brustkorb während dieser Übungen immer in einem entspannten Zustand. Sie können das Gewichtheben von der Milz und der Leber aus einzeln oder gemeinsam in einer einzigen Übung durchführen.

1. Milz: Beginnen Sie wieder auf der linken Seite, indem Sie die linke Seite des Anus und des Damms hochziehen. Richten Sie Ihre Aufmerksamkeit auf die Milz, die sich unter der linken Seite des Brustkorbs befindet (Abb. 3.22). (Die Milz liegt etwas weiter hinten, leicht oberhalb der linken Niere und der Nebennierendrüsen.) Kontrahieren Sie den linken Anus und atmen Sie gleichzeitig kurz ein. Ziehen Sie das Chi mit einer weiteren kurzen Einatmung zur Milz und zur linken Niere hinauf. Wickeln Sie das Chi um und in die Milz hinein. Drücken Sie die Zunge auch weiterhin gegen den Gaumen. Wenn Sie die Verbindung zwischen Milz und Genitalien spüren können, ziehen Sie die Milz-Energie zur Zunge hinauf und heben die Genitalien an, wodurch Sie auch das Gewicht nach oben ziehen.
2. Leber: Führen Sie denselben Vorgang mit der Leber durch, die sich unter der rechten Seite des Brustkorbs befindet. Ziehen Sie die rechte Seite des Anus und des Damms hinauf. Führen Sie das Chi, während Sie einatmen, zur rechten Niere hoch. Richten Sie dann Ihre Aufmerksamkeit auf Ihre Leber und ziehen Sie das Chi zwei Mal dort hinauf. Umwickeln Sie die Leber mit dem Chi und packen Sie sie richtig darin ein. Ziehen Sie die Energie nach hinten in die Nähe der rechten Niere und Nebennierendrüse zurück. Drücken Sie die Zunge gegen den Gaumen. Wenn Sie dann die Verbindung zu den Genitalien spüren können, führen Sie die Leber-Energie zur

Zungenspitze hinauf. Ziehen Sie die Genitalien hoch und heben Sie auf diese Weise das Gewicht an.

3. Kombinieren Sie die beiden Techniken der Milz von der linken und der Leber von der rechten Seite beim Anheben des Gewichts. Ziehen Sie diese kombinierte Energie zur Zungenspitze hinauf.

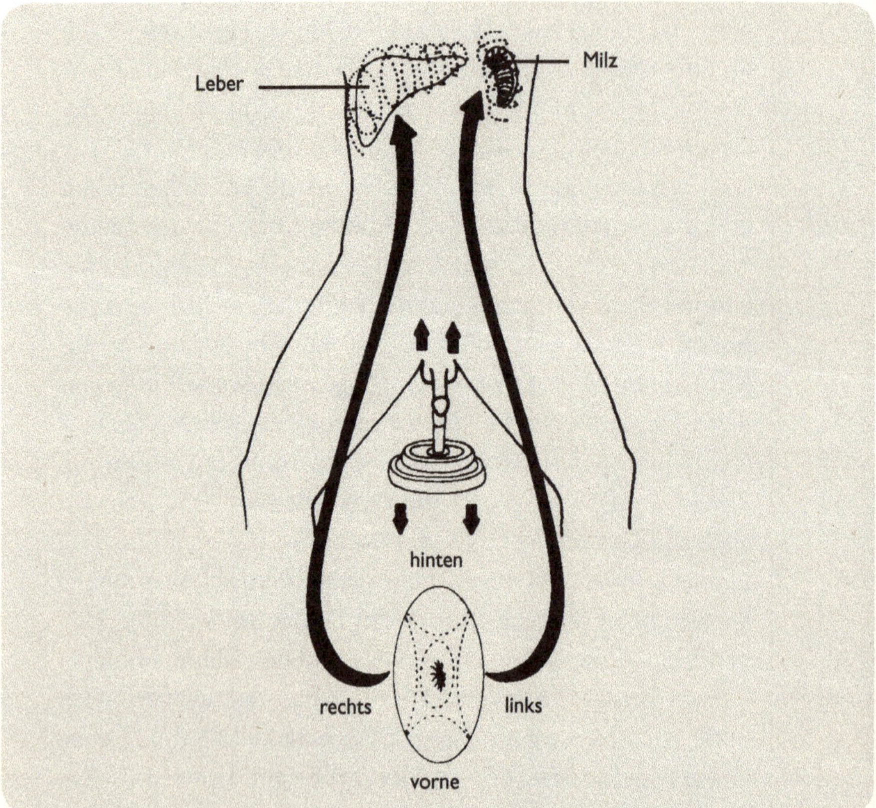

Abb. 3.22. Atmen Sie ein, ziehen Sie die rechte Seite des Anus hoch und lenken Sie die Energie zur Leber. Atmen Sie ein, ziehen Sie die linke Seite des Anus hoch und lenken Sie die Energie zur Milz. Wickeln Sie die Energie um diese Organe.

☼ *Mit der Lunge heben*

Das Gewichtheben mit Hilfe der Lungen ist eine fortgeschrittene Technik, die sich viel schwieriger als das Anheben mit anderen Organen und Drüsen darstellt. Bevor Sie sich daran versuchen, sollten Sie üben, nacheinander Energie in jedes der inneren Organe zu ziehen und die Organenergie dann zur Zungenspitze hinauf zu führen. Ziehen Sie die Energie der unteren Organe hinauf, bis Sie die Kontraktion eines jeden Lungenflügels buchstäblich spüren können. Heben Sie nur dann Gewichte mit Hilfe der Lunge, wenn Sie wahrnehmen können, dass die Energie der unteren Organe sie auch erreicht. Wenden Sie bei dieser Übung keine Gewalt an. Nutzen Sie Ihr Chi, um das Gewicht mit Hilfe einer Kombination aus leichter Muskelaktion und starker Mentalkraft zu heben. Es besteht sonst die Tendenz zu einer verspannten Zwergfellmuskulatur.

Anfangs sollte jeder Schritt einzeln geübt werden; später kann man sie zu einem einzigen Vorgang zusammenfassen. Die Vorgehensweise sieht folgendermaßen aus:

1. Atmen Sie ein und dehnen Sie den Oberbauch nahe des Brustkorbs aus. Atmen Sie wieder ein und ziehen Sie den Bauch in Richtung Wirbelsäule, zur linken Hälfte des Brustkorbs hinauf und dann zum linken Lungenflügel. Drücken Sie Ihre linke Schulter und Ihre linke Körperseite leicht nach vorne.
2. Atmen Sie wieder kurz ein und ziehen Sie den linken Anus in Richtung des linken Lungenflügels, während Sie zugleich die Sexualorgane nach oben ziehen. Tun Sie dasselbe dann mit der linken Niere und anschließend mit der Milz. Spüren Sie, wie die linke Niere und die Milz den linken Lungenflügel unterstützen. Danach kontrahieren Sie die

den linken Lungenflügel umgebenden Muskeln und ziehen das Chi durch die unteren Organe hinauf und um diesen Lungenflügel herum (Abb. 3.23).

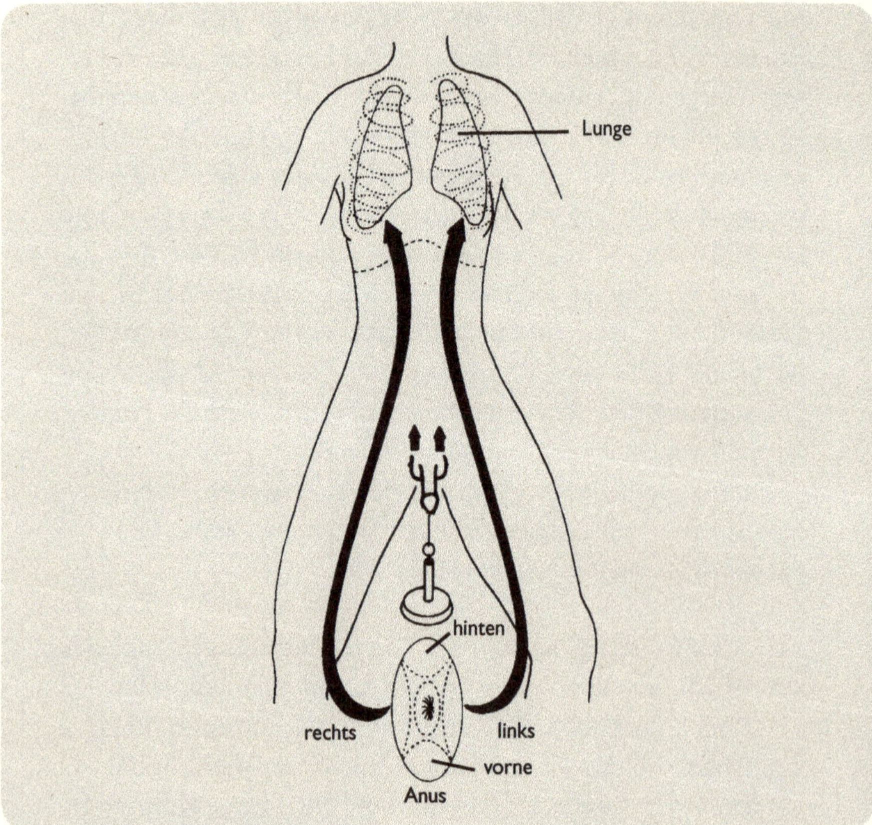

Abb. 3.23. Atmen Sie ein, ziehen Sie beide Seiten des Anus hoch und lenken Sie die Energie durch die unteren Organe in die Lunge hinein. Wickeln Sie die Energie um die Lungenflügel.

3. Ziehen Sie das Chi von der linken Seite des Anus in die Harnblase, die linke Niere, die linke Nebenniere und die Milz, bis Sie die Kontraktion der Lunge spüren können.

Nehmen Sie all diese Organe als auf einer Linie zwischen der Lunge und den Genitalien liegend wahr. Verwenden Sie die Organe, um einen Aufwärtszug bis zur Zunge zu erzeugen. Drücken Sie Ihre Zunge fest gegen den Gaumen, während Sie das Chi durch die Organe in den linken Lungenflügel hinauf ziehen.

4. Wenden Sie dieselbe Prozedur auf der rechten Seite an, bis Sie eine Linie spüren können, die durch die dazugehörigen Organe, wie zum Beispiel die rechte Niere und die rechte Seite der Leber, zu Ihrem rechten Lungenflügel führt. Wenn Sie die Bindegewebsverbindung zu den Genitalien fühlen können, verwenden Sie alle unteren Organe, um die Genitalien nach oben in Richtung Lunge zu ziehen. Dadurch unterstützen Sie die Organe beim Anheben der Gewichte. Sobald Sie in der Lage sind, diese Kraft von den Lungenflügeln aus anzuwenden, können Sie auf die Ausdehnung des Bauchbereichs verzichten.

✡ *Mit dem Herz heben (vorsichtig!)*

Gehen Sie erst zum Herzen weiter, wenn Sie sicher sind, dass Sie alle anderen Organe kontrollieren können. Herz und Lunge können leicht von der Energie verstopft werden, was zu Brustschmerzen und Atemproblemen führen kann. Wenn Sie solche Schwierigkeiten haben, klopfen Sie den Bereich um das Herz herum ab und wenden Sie den zu diesem Organ gehörenden Heilenden Laut an. (Die sechs Heilenden Laute werden im 5. Kapitel dieses Buchs beschrieben.)

Üben Sie, Chi hinaufzuziehen und in das Herz zu bringen beziehungsweise um es herum zu wickeln, bevor Sie zum Gewichtheben fortschreiten. Gehen Sie dabei mit aller Vorsicht folgendermaßen vor:

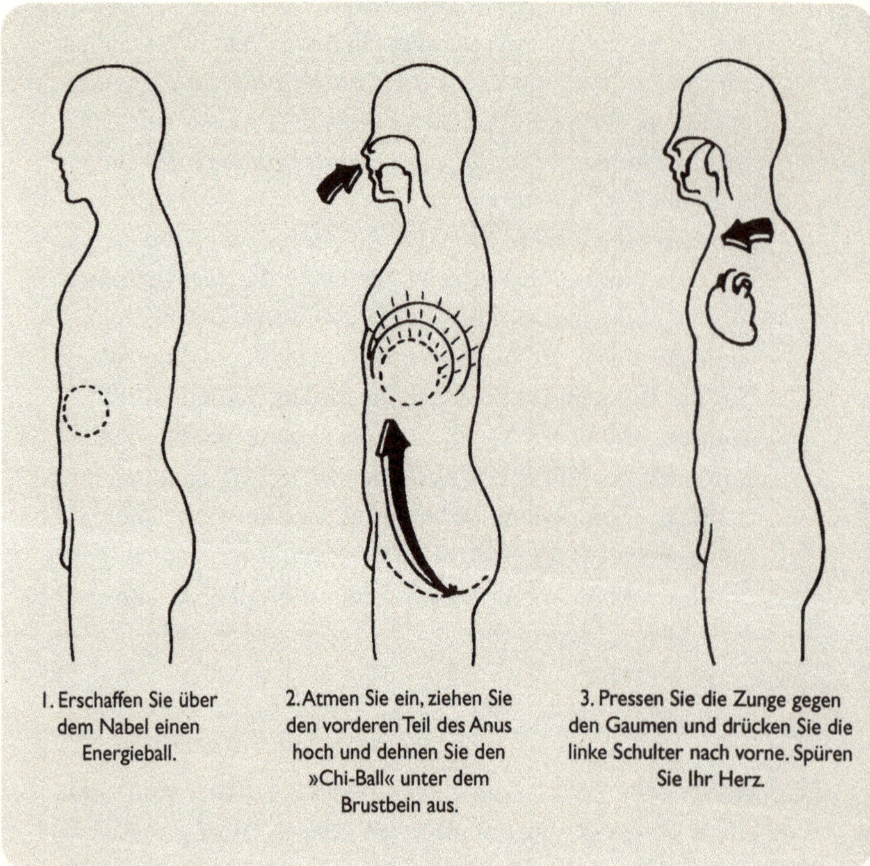

Abb. 3.24. Einen Chi-Ball unter dem Brustbein ausdehnen

1. Erzeugen Sie in der Mitte des Unterleibs oberhalb des Nabels einen Energieball (siehe Abb. 3.24).
2. Atmen Sie kurz ein, ziehen Sie den vorderen Teil des Anus hoch und dehnen Sie den Chi-Ball nach oben in Richtung des Brustkorbs aus.
3. Atmen Sie noch einmal kurz ein, ziehen Sie den Chi-Ball nach innen und dann bis unter das Brustbein hinauf. Deh-

nen Sie ihn unter dem Brustbein nach hinten und zur linken Seite aus.

4. Pressen Sie Ihre Zunge gegen den Gaumen, drücken Sie die linke Schulter nach vorne und spüren Sie in Ihr Herz hinein.
5. Atmen Sie langsam aus und regulieren Sie Ihren Atem.
6. Wenn Sie geübt sind, können Sie den Schritt des Ausdehnens im Bereich des Unterleibs auslassen. Atmen Sie dann einfach in kurzen Zügen ein und ziehen Sie den vorderen Teil des Anus hinauf, während Sie zugleich die Sexualorgane nach oben ziehen. Ziehen Sie den Unterleib in Richtung Brustkorb und führen Sie das Chi mit Hilfe der Kraft des Herzens ins Herz hinein. Wickeln Sie das Chi um das Herz herum.
7. Ziehen Sie die Genitalien, die Harnblase, die Nieren, die Leber und die Milz in Richtung der Zunge hinauf und führen Sie das Chi durch jedes der unteren Organe nach oben, immer ein Organ nach dem anderen. Beginnen Sie mit den unteren Organen und ziehen Sie das Chi durch jedes davon nach oben, bis Sie das Herz erreichen.
8. Wenn Sie für das Chi-Gewichtheben vom Herzen aus bereit sind, ziehen Sie einfach den vorderen Teil des Anus, die Genitalien, die Harnblase, die Nieren, die Leber und die Milz zum Herzen hinauf (Abb. 3.25). Nutzen Sie die Kraft des Herzens und der Lunge, um die anderen Organe und Drüsen dabei zu unterstützen, gegen die Genitalien zu ziehen und auf diese Weise das Gewicht zu heben.

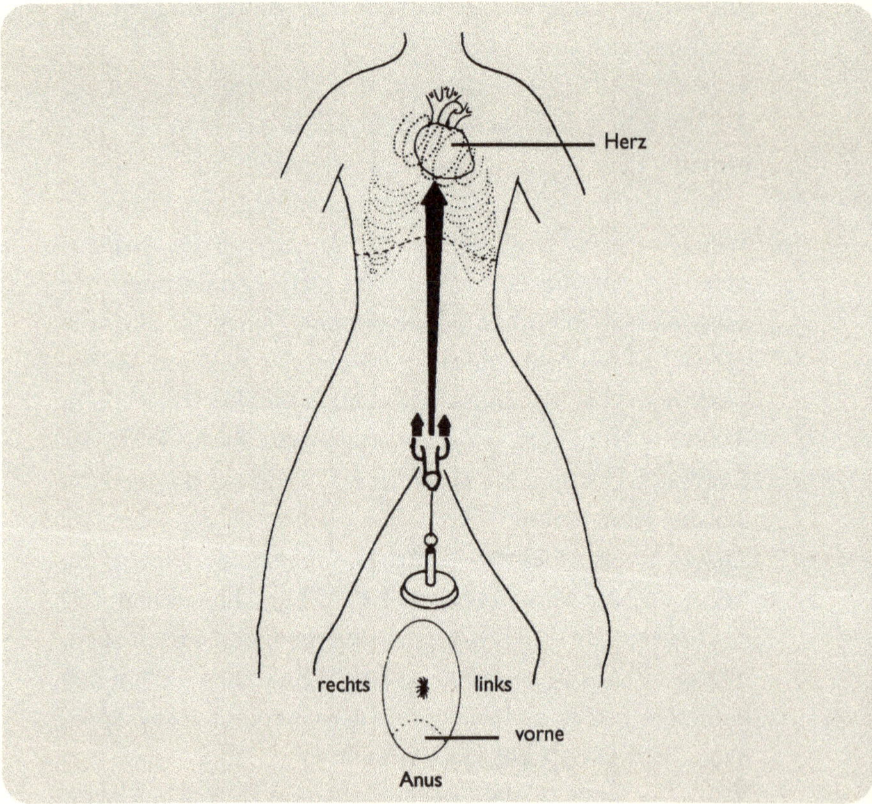

Abb. 3.25. Ziehen Sie den vorderen Teil des Anus hoch und lenken Sie die Energie zum Herzen. Wickeln Sie die Energie um das Herz.

☼ *Die Thymusdrüse verstärkt die Kraft des Herzens und der Lunge*

Wenn Sie die Muskeln rings um die Thymusdrüse, das Herz und die Lungenflügel kontrahieren, führt das zu einer deutlichen Steigerung ihrer kombinierten Kraft.

1. Als Erstes lassen Sie das Brustbein nach hinten sinken und drücken die Lungen mit dem Ausatmen in Richtung der etwa mittig unter dem Brustbein befindlichen Thymusdrüse.
2. Verbinden Sie dann das Chi des Herzens mit der Thymusdrüse, die sich nahe am Herzen befindet. Das ermöglicht beiden Organen, beim Hochziehen des Chi durch die unteren Organe, beim Hochziehen der Genitalien und beim Anheben des Gewichts zusammenzuarbeiten (Abb. 3.26).

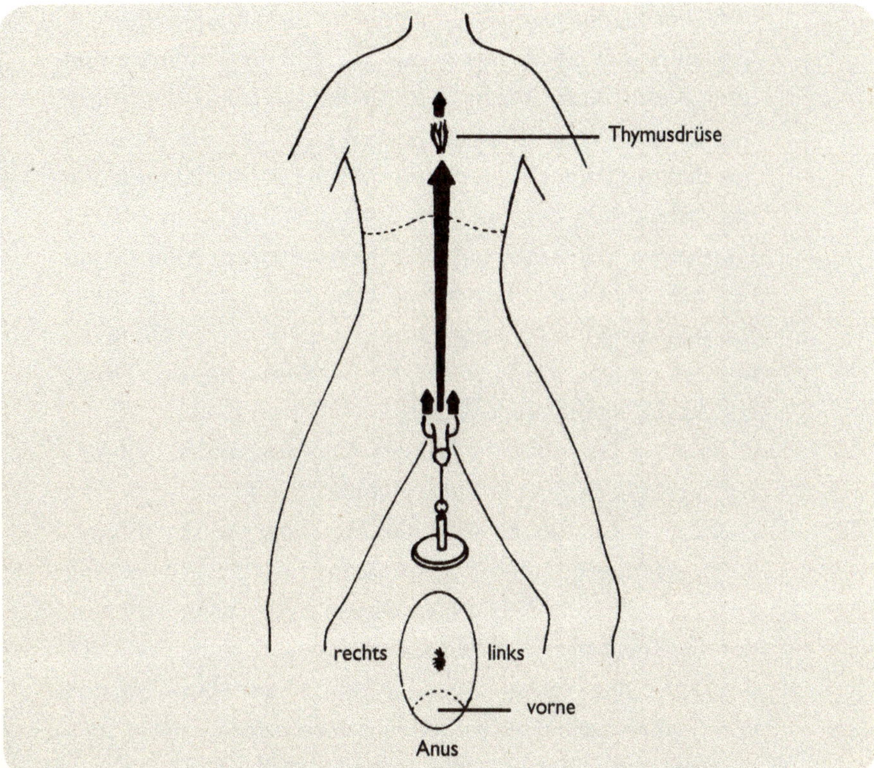

Abb. 3.26. Ziehen Sie das Gewicht hoch, indem Sie die Thymusdrüse kontrahieren.

☼ *Von der Zirbeldrüse und Hypophyse aus heben*

Zunge und Augen dienen als wesentliche Hilfe bei der Kontrolle über die Zirbel- und Hypophyse.

1. Üben Sie dies zunächst, indem Sie die Zunge gegen den Gaumen drücken und die Augen nach oben drehen. Kontrahieren Sie dann die Augenmuskeln in Richtung der Mitte des Gehirns und der Hypophyse.
2. Kontrahieren Sie den Schädel von allen Seiten aus zugleich: Drücken Sie ihn vom Scheitelpunkt, von der Basis des Unterkiefers in der Nähe der Kehle und von der vorderen, hinteren, linken und rechten Seite des Schädels aus zusammen und komprimieren Sie auf diese Weise sanft das Zentrum des Gehirns, den Kristallpalast. Der Kristallpalast umfasst die Zirbeldrüse, den Hypothalamus, den Thalamus und die Hypophyse (Hirnanhangdrüse). Konzentrieren Sie sich auf den zentralen Punkt hinter dem Dritten Auge und bereiten Sie sich darauf vor, Energie in die Hypophyse hinaufzuziehen. Sie nutzen die Muskeln des Schädels, um den Druck auf diesen Bereich zu erhöhen.
3. Ziehen Sie den mittleren Teil des Anus zusammen und führen Sie das Chi ganz bis zum Gehirn hinauf.
4. Ziehen Sie die Lungenflügel, das Herz und die Thymusdrüse zusammen und pressen Sie deren Energie in Richtung Hirnzentrum hinauf. Die Hypophyse zieht die Energie von der Thymusdrüse, dem Herz, den Lungenflügeln, der Milz, der Leber, den Nebennieren, den Nieren, der Harnblase und den Sexualorganen nach oben. Dann arbeiten all diese Teile zusammen, um das Gewicht zu heben (Abb. 3.27).
5. Wiederholen Sie die Übung und konzentrieren Sie sich diesmal auf die Zirbeldrüse am höchsten Punkt des Kopfes.

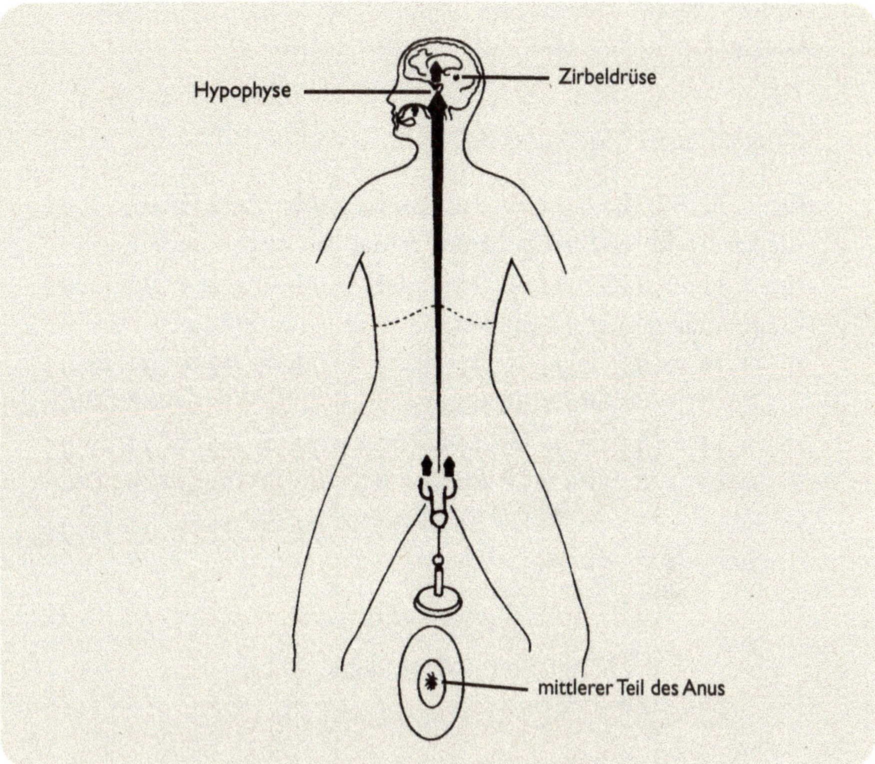

Abb. 3.27. Kontrahieren Sie den mittleren Teil des Anus und ziehen Sie ganz bis zum Gehirn hinauf. Heben Sie das Gewicht, indem Sie die Hypophyse kontrahieren.

☼ *Lassen Sie die Energie durch den Kleinen Energiekreislauf kreisen*

Da alle Schritte dieser Übung extrem machtvoll sind, sollten Sie vorsichtig dabei vorgehen. Nachdem Sie sämtliche oben erwähnten Punkte absolviert haben, lassen Sie die Energie mehrere Male im Kleinen Energiekreislauf kreisen und sammeln sie dann am Nabel. Das ist eine überaus wichtige Sicherheitsmaßnahme. Am Schluss entfernen Sie das Gewicht.

☼ *Nach dem Chi-Gewichtheben*

Nachdem Sie die Gewichte abgesetzt haben, praktizieren Sie die Kraftschluss-Übung 2 oder 3 Mal bis zum Scheitelpunkt hinauf und massieren noch einmal die Sexualorgane. Nehmen Sie sich zuerst die Genitalien, das Kreuzbein und den Damm mit Hilfe eines Tuchs vor und gehen Sie dann zu den Techniken der Sexualenergie-Massage über. Wie bereits festgestellt, übernimmt *Universal Healing Tao* keinerlei Verantwortung für Ihren Gebrauch oder Missbrauch dieser Praktiken. Die Massagetechniken stellen Ihren besten Schutz dar; vernachlässigen Sie sie niemals.

VORSICHTSMASSNAHMEN UND RATSCHLÄGE FÜR DIE PRAXIS

Die beste Vorsichtsmaßnahme ist der gesunde Menschenverstand. Lesen Sie diesen Abschnitt sorgsam, um zu einem vollständigen Verständnis dieser Praktiken zu gelangen!

Warnung! Wenn Sie wissen, dass sich in Ihrem Blutkreislauf Blutgerinnsel befinden, die bereits vor der Aufnahme dieser Praktiken bestanden haben, sollten Sie einen Arzt konsultieren und herausfinden, wie schwer dieses Problem ist, bevor Sie sich dem Chi-Gewichtheben zuwenden. Verklumpungen des Blutes sollten im Sinne einer sicheren Ausübung dieser Praktiken zuvor vollständig beseitigt werden. Sonst kann sich ein Gerinnsel lösen und in einen lebenswichtigen Bereich gelangen, was ernsthafte oder sogar tödliche Folgen haben kann. Deshalb sollte im Rahmen einer medizinischen Untersuchung festgestellt werden, ob die Techniken der Sexualenergie-Massage beziehungsweise des Chi-Gewichthebens auch bei Vorhandensein eines Blutgerinnsels sicher angewendet werden können. Falls nicht, fragen Sie Ihren Arzt, ob das Problem irgendwie umgangen oder reduziert werden kann. Es gibt medizinische Methoden zur Beseitigung von Blutgerinnsel. *Universal Healing Tao* ist jedoch nicht für Ihre Handlungen verantwortlich. In diesen Angelegenheiten müssen der Rat Ihres Arztes und Ihre innere Befindlichkeit zu Ihrer Richtlinie werden.

1. Stellen Sie sicher, dass Ihr Kleiner Energiekreislauf frei von allen Blockaden ist.
2. Bevor Sie diese Übungen beginnen, sollten Sie alle Voraussetzungen dafür gut beherrschen. Ohne ein gewisses Maß der Beherrschung des Eisenhemd Chi Kungs, wodurch der Körper verwurzelt wird und Energie aus der Erde bezieht, ist der Schüler unter Umständen nicht geerdet genug, um sicher externe Energien anzusammeln. Im Kapitel 5 finden Sie verkürzte Anweisungen. Die vollständige Technik ist in dem Buch *Tao Yoga Eisenhemd Chi Kung. Wirksame Techniken für einen starken und gesunden Körper* (München 2005) beschrieben. Ohne die sechs Heilenden Laute können sich die Organe überhitzen. Ohne die Meditation des Kleinen Energiekreislaufs hat es keinerlei Sinn, irgendeine der in diesem System gelehrten Praktiken auszuführen – Unannehmlichkeiten wären das einzige Ergebnis. In Kapitel 5 finden Sie Anweisungen für die Meditation des Kleinen Energiekreislaufs und der sechs Heilenden Laute.
3. Männer, welche die sexuelle Kraftschluss-Übung nicht beherrschen und aus diesem Grund eine Ejakulation nicht verhindern können, sollten das Chi-Gewichtheben nicht

praktizieren. Üben Sie stattdessen die Techniken der Heilenden Liebe wie die in Kapitel 1 dargestellte Hodenatmung und die Genitalkompression. Wenn Sie diese Techniken beherrschen, aber immer noch unbeabsichtigterweise Samenflüssigkeit verlieren, sollten Sie nach einem solchen Vorfall mindestens zwei bis drei Tage lang auf das Chi-Gewichtheben verzichten. Bereiten Sie sich darauf vor, das zu hebende Gewicht drastisch zu reduzieren, weil sich das Chi mit dem Verlust der Samenflüssigkeit verringert, was die weitere Ausführung der Technik unsicher macht. Es ist sicher, Chi-Gewichtheben nach dem Sex zu praktizieren – vorausgesetzt, die Samenflüssigkeit wurde zurückgehalten. Falls der sexuelle Akt Sie jedoch in irgendeiner Weise erschöpft hat, sollten Sie sich darauf vorbereiten, das Gewicht zu reduzieren.

4. Die alten taoistischen Meister rieten dazu, sich während der ersten hundert Tage, in denen Sie diese Techniken praktizieren, jeglicher sexueller Betätigung zu enthalten. Um in der modernen Welt die besten Ergebnisse zu erzielen, verzichten Sie mindestens so lange darauf, bis Sie die leichtesten Gewichte bequem meistern können. Versuchen Sie nicht, Ihren Fortschritt zu diesem Zweck zu beschleunigen. Das ist nicht zu empfehlen, denn Sie sollten Ihre sexuelle Energie vollkommen zurückhalten können, bevor Sie das Chi-Gewichtheben sicher praktizieren können. In diesem Teil der Praxis gibt es keine Abkürzung.
5. Achten Sie besonders darauf, dass sich nicht zu viel sexuelle Energie im Kopf ansammelt. Kopfschmerzen, Benommenheit, Nackensteifigkeit und andere Beschwerden können gelindert werden, indem Sie die Zunge gegen den Gaumen pressen und den Druck aus dem Kopf durch die Zunge in den Tan Tien (Nabelbereich) hinabfließen lassen.

Lassen Sie die Energie spiralförmig kreisen und folgen Sie dem Ablauf, der am Ende der Meditationen des Kleinen Energiekreislaufs zum Einsatz kommt.

6. Vergessen Sie nicht, dass die in Kapitel 1 dargestellte Kompression des Hodensacks die beste Möglichkeit zum Wiederauffüllen der den Hoden entnommenen sexuellen Energie darstellt. Wenden Sie diese Technik nach dem Chi-Gewichtheben an.
7. Wenn Sie das Chi-Gewichtheben schließlich beherrschen, kann es dazu kommen, dass sich die Hoden nach der Entfernung der Gewichte in den Körper zurückziehen. Das braucht Sie nicht zu beunruhigen. Wenn Sie sich entspannen und sich aufgrund Ihrer Angst oder überstürztem Handeln keine Verletzungen zufügen, wird Ihnen dadurch kein Schaden entstehen. Sie können die Hodenkompression einsetzen, doch das ist nicht unbedingt notwendig. Nach ein paar Minuten oder maximal einigen Stunden werden die Hoden von selbst wieder herunterkommen. In alten Zeiten betrachtete man es als unschätzbaren Vorteil, wenn ein Mann, der die Kampfkünste ausübte, in der Lage war, seine Hoden in den Körper zurückziehen zu können, um sie auf diese Weise davor zu schützen, zerdrückt oder vom Gegner beschädigt zu werden. In spirituellen Kreisen schätzte man diese Technik, denn so konnte die Erhaltung des Ching Chi nicht länger die Organe und Drüsen belasten, weil keine Spermien mehr produziert wurden. (Im eingezogenen Zustand können die Hoden keine Spermien mehr herstellen.) Taoistische Adepten, die sich den Techniken zu diesem Zweck widmen, erlangen schließlich vollen Zugriff auf ihre innere Energie. Die sexuelle Energie transformiert sich in die Energie der Lebenskraft, die sich ihrerseits wieder in spirituelle Energie umwandeln kann. Als Folge der Fähigkeit, die Produktion von

Spermien oder Eizellen einzustellen, muss die Energie eine Transformation weniger durchlaufen, weil die Energie der Lebenskraft direkt zugänglich wird. Das bedeutet nicht unbedingt, dass wir zu dieser Praxis raten – wir möchten Sie lediglich über ihre Auswirkungen informieren. Die alten Meister sahen darin eine Abkürzung auf dem Weg der Kultivierung der spirituellen Energie, weil es dadurch weniger Schritte auf dem spirituellen Pfad zu gehen gilt.

8. Versuchen Sie niemals, Gewichte zu heben, ohne dafür die gesamte Leiste zu nutzen. Das Tuch muss sowohl um den Penis als auch die Hoden gebunden werden. Die Verwendung nur der Hoden verstößt gegen den gesunden Menschenverstand, doch es gibt immer Menschen, die der Versuchung erliegen, Neues auszuprobieren, ohne vorher die Anleitung zu lesen. Es besteht die Gefahr ernsthafter Verletzungen.
9. Heben Sie niemals Gewichte mit einem erigierten Penis. Dann erweitert sich der Druck des Gewichts in die bereits angeschwollene Eichel, was zu einer Menge Schmerzen führen kann. Darüber hinaus kann das Gewichtheben bei erigiertem Penis jene Bedingungen erzeugen, unter denen Blutgerinnsel entstehen.
10. Um ein schmerzhaftes Abrutschen des Tuchs zu vermeiden, verknoten Sie es so an der Hodenwurzel, dass es fast den Damm berührt. Vermeiden Sie eine zu lockere Bindung, aber schneiden Sie andererseits auch nicht die Blutzirkulation ab. Mit vorsichtiger Übung werden Sie die optimale Verknotung herausfinden.
11. In den Anfangsstadien des Übens können Sie beim Gewichtheben unter Umständen in den Leisten oder im Unterleib ein wenig Schmerz empfinden. Massieren Sie diese Region vor und nach dem Chi-Gewichtheben sehr sorgfäl-

tig und befolgen Sie die Vorgehensweise mit Vorsicht. Die Massage sollte die Schmerzen, die Sie erfahren, deutlich verringern. Wenn Ihre Sexualorgane an Kraft gewinnen, wird der Schmerz allmählich verschwinden. Dieser Vorgang ist den Muskelschmerzen vergleichbar, die beim normalen Gewichtheben auftreten können. Manche Männer bekommen Fieber, aber es gibt keine Berichte über Hodeninfektionen infolge dieser Praktiken. Unter Umständen möchten Sie bis zum Verschwinden der Schmerzen zunächst nur die Massagetechniken anwenden und erst danach wieder zum Gewichtheben übergehen.

12. Falls Sie nach dem Training Schmerzen in Ihren inneren Organen haben sollten, praktizieren Sie die Meditation des Kleinen Energiekreislaufs und der sechs Heilenden Laute, bis der Schmerz verschwunden ist. Es kann sich dabei um ein Anzeichen von Überhitzung handeln. Dann sollten Sie das Chi-Gewichtheben einstellen, bis der Schmerz abgeklungen ist. Es kann auch ein Zeichen dafür sein, dass sich Ihre inneren Organe nicht in einem gesunden Zustand befinden. In diesem Fall sollten Sie anstelle des Chi-Gewichthebens die weniger fortgeschrittenen Techniken praktizieren, bis Sie ohne diese Schwierigkeiten Gewichte heben können.
13. Falls auf der Haut der Sexualorgane Schrammen entstehen, reinigen Sie diesen Bereich und lassen ihn heilen, bevor Sie die Übungen fortsetzen. Auch wenn bereits ältere Verletzungen der Leiste (etwa ein Leistenbruch) vorliegen, ist es am besten, sich des Gewichthebens zu enthalten. Sie können Medikamente auftragen, die Sie bereits zuvor verwendet haben, müssen aber darauf achten, dass die Sexualorgane trocken bleiben. (Wasserstoffperoxyd ist gut geeignet, um eine Wunde sauber und trocken zu halten.) Vermeiden

Sie die Verwendung der meisten Medikamente auf oder rings um die sehr empfindliche Spitze des Penis herum.

14. Obwohl es besser ist, weniger Gewicht über einen längeren als schwerere über einen kurzen Zeitraum zu heben, sollten Sie kein Gewicht mehr als 60 Sekunden lang anheben. Sie müssen vermeiden, dass die Blutzufuhr zu den Hoden abgeschnitten wird.
15. Versuchen Sie nicht, sich selbst oder jemand anderen zu übertreffen, denn dann gehen Sie das große Risiko ein, verletzt zu werden. Entfernen Sie das Gewicht sofort, wenn Sie auch nur die geringste Anstrengung empfinden.
16. Wenn Sie mehr als eine Woche lang nicht trainiert haben, sollten Sie nicht mit demselben Gewicht weiterarbeiten wie vor der Unterbrechung. Bauen Sie langsam wieder auf, damit Sie sich nicht verletzen.
17. Wenn Sie trotz geringer Energie üben möchten, verbringen Sie mehr Zeit mit der Genitalmassage und weniger mit dem Gewichtheben.
18. Manche Menschen erfahren während der Durchführung einer Entgiftung Durchfall, Übelkeit oder Schmerzen in den Organen. Solche Symptome können als Ergebnis des Reinigungsprozesses auftreten. Sie sind immer vorübergehend, doch auch das Chi-Gewichtheben sowie die Abklopftechniken des Knochenmark Nei Kung können äußerst positive Langzeitauswirkungen hervorrufen:
    - Einen reduzierten Sexualtrieb während der ersten 100 Übungstage, was auf die Übertragung der sexuellen Energie in die höheren Zentren zur Heilung der Organe und Drüsen beruht. Das ändert sich jedoch wieder. Wenn der Körper erst einmal die Möglichkeit erhalten hat, sich selbst zu reparieren, wird die sexuelle Energie in hohem Maße zunehmen und auf diese Weise den Sexualtrieb wieder herstellen.

- Aufgrund der metabolischen Veränderungen kann es zu dem Bedürfnis kommen, mehr Wasser zu trinken. Generell sollten Sie in dieser Praxis mehr Wasser als gewohnt trinken, um die Entgiftung zu unterstützen.
- Die Praktiken können zu einer Zu- oder Abnahme des Appetits in Kombination mit Erschöpfungsgefühlen führen. Das kann zum Prozess der Wiederherstellung des körperlichen Gleichgewichts gehören, den der Körper durchläuft, während die Energie aufgenommen wird. Manche Menschen, die übergewichtig sind, verlieren etwas Gewicht; Menschen mit Untergewicht stellen vielleicht fest, dass sie nun mehr essen.
- Wenn Sie Chi-Gewichtheben praktizieren, können Sie Hitze, Muskelkrämpfe, ein Gefühl der Wackeligkeit, Kälte oder Zugluft beziehungsweise einfach ein »komisches« Gefühl überall empfinden. Solche Symptome können entstehen, weil der Körper sich noch nicht auf die Zunahme des Chi eingestellt hat oder auch, weil die Energie im Körper vorliegende Krankheiten bekämpft. Beurteilen Sie selbst, ob Sie mit den Praktiken fortfahren wollen; bei Bestehen ernsthafter körperlicher Probleme sollten Sie jedoch einen Arzt zu Rate ziehen.
- Mit dem Erreichen eines bestimmten Trainingsniveaus beginnen viele Menschen, heftig zu träumen. Die Ursache dafür kann sein, dass sie zu viel Chi-Gewichtheben und Abklopfen durchführen oder zu fest klopfen. Das wiederum führt zu einer Überhitzung der Organe. Wenn der physische Körper zu fest und hart ist, kann es auch sein, dass in Muskeln und Organen Gefühle gespeichert sind. Diese können durch die Abklopftechnik freigesetzt werden. Auch Muskel- und Sehnenschmerzen können viele und intensive Träume verursachen. Die Zunahme des Chi und

dessen Kampf gegen körperliche Erkrankungen können zu großen inneren Veränderungen führen, was ebenfalls eine Quelle exzessiver Traumaktivitäten sein kann.

19. Lassen Sie besondere Vorsicht walten, wenn Sie unter Hochdruck leiden. Konzentrieren Sie sich dann auf die Öffnung des Mikrokosmischen Orbits. Sobald dieser offen ist und fließt, kann der Blutdruck reduziert und schließlich sogar kontrolliert werden.
20. Praktizieren Sie das Chi-Gewichtheben nicht mit vollem Magen, sondern warten Sie nach einer Mahlzeit mindestens eine Stunde lang, bevor Sie mit dem Training beginnen. Um danach kein Chi zu verlieren, sollten Sie eine halbe bis ganze Stunde danach ebenfalls auf Essen verzichten.
21. Duschen Sie nicht direkt nach dem Training, besonders, wenn Sie geschwitzt haben. Lassen Sie Ihren Körper eine Weile abkühlen. Zu diesem Zeitpunkt nehmen Sie immer noch Chi auf, weshalb es besser ist, die äußere Energie nicht abzuwaschen.
22. Wenn Sie sich vor dem Training gewaschen haben, stellen Sie sicher, dass Sie gut abgetrocknet sind, denn sonst kann es nach dem Ansetzen des Gewichts zu Hautabschürfungen kommen.
23. Eventuell sollten Sie Ihre Schambehaarung kurz halten. Wenn sie zu lang ist, können die Haare während des Chi-Gewichthebens einem schmerzhaften Zug ausgesetzt sein.
24. Entleeren Sie Ihre Blase und Ihren Darm, bevor Sie mit den Übungen beginnen. Wenn das nicht möglich ist, versuchen Sie, nach dem Training ein bis zwei Stunden damit zu warten, damit Sie nichts von dem angesammelten Chi verlieren. Das gibt dem Körper Zeit genug, um das Chi in die Knochen, Organe und Drüsen aufzunehmen. Sammeln Sie die Energie im Nabel.

25. Trinken Sie bei heißem Wetter nicht zu viel kaltes Wasser, weil der Körper sehr viel innere Energie benötigt, um es aufzuwärmen. Dadurch kann sich zu viel kalte Energie im Herzen sammeln, was unter Umständen schädliche Auswirkungen hat.
26. Einige Menschen berichten, dass Sie infolge der vom Chi-Gewichtheben ausgelösten Entgiftung das Bedürfnis nach Alkohol, Drogen, Tabak, Kaffee und Tee verloren haben. Idealerweise wird man diese giftigen Substanzen ohnehin meiden, aber behalten Sie im Hinterkopf, dass diese Substanzen Sie weniger befriedigen, wenn Ihre Entgiftung schneller erfolgt als die Wiederaufnahme der Substanz. Die gewohnte, davon ausgelöste Stimulation bleibt eventuell aus, weil die Stoffe aus dem Körper getrieben werden, bevor sie ihre Wirkung entfalten können.
27. Stellen Sie sich während des Trainings nicht auf einen kalten Boden. Legen Sie ein Handtuch unter, falls Sie keinen Teppich zur Verfügung haben. Ein kalter Boden entzieht Ihnen Energie.
28. Vermeiden Sie es anfangs, während der Nacht zu trainieren, denn dann werden Sie anschließend vielleicht nicht schlafen können. Mit etwas Erfahrung sollte es Ihnen möglich werden, zu jeder Zeit des Tages zu üben.
29. Denken Sie daran, dass der Zweck des Trainings darin besteht, Ihr Energieniveau anzuheben und Ihren Körper von Giftstoffen zu befreien. Es geht nicht darum, Ungestüm oder Dummheit zu fördern. Gehen Sie nicht in Ihre Kneipe und behaupten, der »Sexual-Gewichthebemeister des *Universal Healing Tao*« zu sein. Sie könnten feststellen, dass dieses Thema im Rahmen bestimmter sozialer Umgebungen auf Ablehnung stößt.
30. Seien Sie sich bewusst, dass Praktiken, die sexuelle Energie in den Körper ziehen, zur Ausbreitung von bereits vorhan-

denen Geschlechtskrankheiten führen können. Stellen Sie also vor Beginn der Arbeit mit der Sexualenergie-Massage oder dem Chi-Gewichtheben sicher, nicht unter derartigen Problemen zu leiden.

Warnung! Achten Sie immer darauf, wie Ihr Körper auf das Chi-Gewichtheben reagiert. Obwohl dieses System dafür bekannt ist, viele Schutzmaßnahmen zur Vermeidung von Nebenwirkungen zu haben, weisen verschiedene Menschen doch stets innere Unterschiede auf, denen man nicht immer Rechnung tragen kann. Wenden Sie sich an *Universal Healing Tao*, wenn Probleme auftreten sollten, die nicht in diesem Buch beschrieben sind. In solchen Fällen ist es sinnvoll, das Chi-Gewichtheben so lange einzustellen, bis Sie eine klare Einschätzung Ihrer Situation erhalten haben.

4

Reinigung, Entgiftung und Ernährung für eine gesunde Prostata

Um die Prostata in einem optimalen Gesundheitszustand zu erhalten, müssen Sie die Funktion der Drüse unterstützen, indem Sie die sogenannten Vorder- und Hintertüren des Körpers öffnen und reinigen. Zusätzlich fördert eine angemessene Ernährung Kraft und Gesundheit auf jede nur vorstellbare Weise. Die Befolgung bestimmter Ernährungsrichtlinien kann bei der Prävention von Prostata-Erkrankungen besonders wirksam sein.

DIE HINTERTÜR

Der Dickdarm

Der Schlüssel zur Gesundheit der Hintertür – und in vielerlei Weise auch zur Gesundheit des gesamten Körpers – besteht darin, wie gut Sie die von Ihnen aufgenommenen Giftstoffe und Verschmutzungen beseitigen, die sich angesammelt haben. Für den Dickdarm – der den After, den Enddarm und den gesamten

Unterbauch umfasst – empfehlen Taoisten dringendst, alle Ansammlungen von Giftstoffen mit Hilfe regelmäßiger Reinigungspraktiken auszuräumen. Die beiden wichtigsten dieser Praktiken sind Darmreinigungen (zum Beispiel Hydrocolon-Therapie) und das Trockenbürsten der Haut; darüber hinaus werden Sonnenbäder, Enddarmreinigungen und Gesichtswaschungen mit natürlichen Schwämmen empfohlen. Weiter unten werden diese Reinigungspraktiken näher beschrieben.

Allgemein unterstützt tiefes und aufmerksames Atmen – bei dem sich der Unterbauch ausdehnt, um Luft hinein zu holen, wodurch sich die Lungen erweitern, um den Bauch dann wieder flach werden zu lassen, damit die verbrauchte Luft aus dem Körper verdrängt werden kann – die Aktivierung und Wiederherstellung aller natürlichen Ausscheidungsprozesse des Körpers. Deshalb unterstützt jede Form des Atem-Trainings die Ausscheidung, indem es die Lungen anregt, die ihrerseits wiederum das ihnen zugeordnete Organ, den Dickdarm, aktivieren. Umgekehrt verbessern Sie, wenn Sie Ihre Hintertür reinigen, auch Ihre Atemfunktion.

Wenn Sie noch nie eine Reinigung des Dick- oder Enddarms durchgeführt und dort seit zwanzig, dreißig oder vierzig Jahren Giftstoffe angesammelt haben, können Sie sich vorstellen, wie es darin wohl aussieht. Sie müssen diesen Bereich Ihres Körpers genauso gut reinigen, wie Sie es mit seinem anderen Ende tun (dem Mund und den Zähnen). Während der Darmreinigung werden Sie mit der Beseitigung von viel überflüssigem Körperfett und Säuren beginnen.

Dickdarmspülungen

Bei der Methode der Dickdarmspülung (Hydrocolon-Therapie) wird der Darm mit Wasser gespült, um ihn von in den Darmschlingen feststeckenden Verschmutzungen und Nahrungsresten zu reinigen. Es gibt zwei Hauptformen der Dickdarmspülung – mit offenem und geschlossenem System. Bei der offenen Form wird ein Schlauch mit einer schlanken Spitze, der mit einem Behälter voll lauwarmem Wasser verbunden ist, in den Enddarm eingeführt. Man kann dem Wasser auch weitere Hilfsmittel wie Chlorophyll, Kaffee, Knoblauch, Bittersalz oder eine Kombination all dessen zusetzen. Geschlossene Darmspülungssysteme werden von einem Darmtherapeuten eingesetzt. Sie haben ein metallenes Einsatzteil, das Wasser in den Dickdarm einführt und die ausgeräumten Ablagerungen herauszieht.

Der Vorgang einer Dickdarmspülung ähnelt dem einer Mundspülung, nur dass er sich eben im Darm abspielt. Man wäscht die innere Haut des Dickdarms und befreit ihn auf diese Weise von allen Blockaden. Doch während beim geschlossenen System eine Maschine verwendet wird, um das Wasser hineinzupressen und wieder hinauszuspülen, bedient sich das offene System zur Entfernung der Wasserlösung samt der darin enthaltenen Ablagerungen der Schwerkraft und der Rektalmuskeln. In diesem Buch werden wir Methoden und Verfahren für eine offene Spülung beschreiben, die Sie selbst zu Hause ausführen können; doch wenn Sie es vorziehen, können Sie die Darmspülung statt dessen auch in einer professionellen Praxis, etwa der eines Heilpraktikers oder einer Heilpraktikerin, durchführen lassen (Abb. 4.1).

Eine Darmspülungsreihe besteht aus einer Spülung jeden zweiten Tag, die über eine oder zwei Wochen hinweg durchgeführt werden. Sie sollten alle sechs bis zwölf Monate eine solche Reihe ausführen, um den gesamten Körper zu reinigen. Das einzige Problem besteht darin, dass Darmspülungen der Wand des Verdauungstraktes eine Menge natürlicher Bakterien entziehen, die Sie zur Verarbeitung Ihrer Nahrung benötigen; deshalb brauchen Sie

Nahrungsergänzungsmittel, die Acidophilus-Bakterien enthalten, um das Bakterium im Darm wieder zu kultivieren.

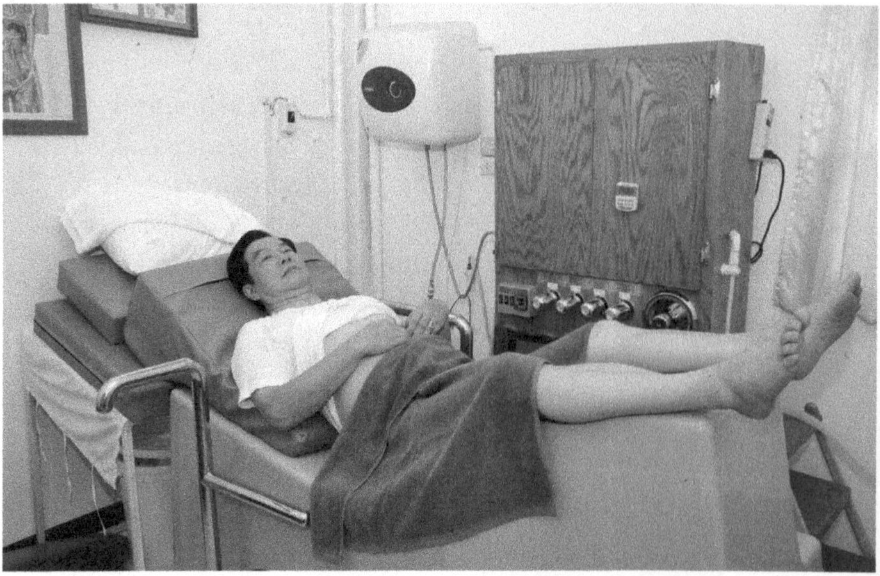

Abb. 4.1. Darmreinigung in einer professionellen Darmreinigungspraxis

Für eine offene Darmspülung im Sitzen füllen Sie einen Eimer mit warmen Wasser, stellen ihn auf höherem Niveau als dem der Toilette ab, damit die Schwerkraft wirken kann, und setzen sich auf ein spezielles Brett, während Sie den Schlauch über der Toilette anschließen.[2] Während Sie langsam Wasser aus dem Eimer durch die Schlauchspitze in den Enddarm fließen lassen, können Sie Ihren Unterleib massieren und leichte aerobe Übungen machen, um Ihren Körper bei der Ausscheidung zu unterstützen (Abb. 4.2 und 4.3).

---

[2] Am Ende des Buchs finden Sie Bezugsquellen für Darmspülungsbretter, Schläuche und andere notwendige Utensilien zur Darmreinigung.

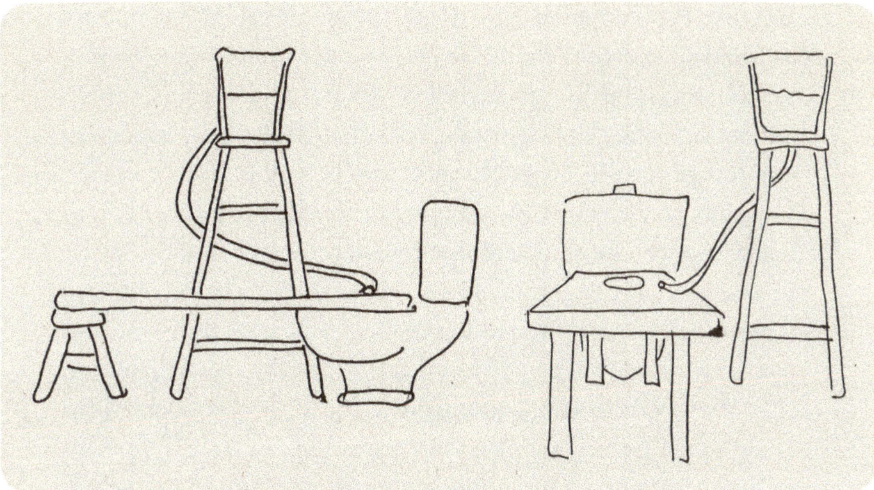

Abb. 4.2. Anordnung für eine offene Darmspülung, die selbst durchgeführt werden kann

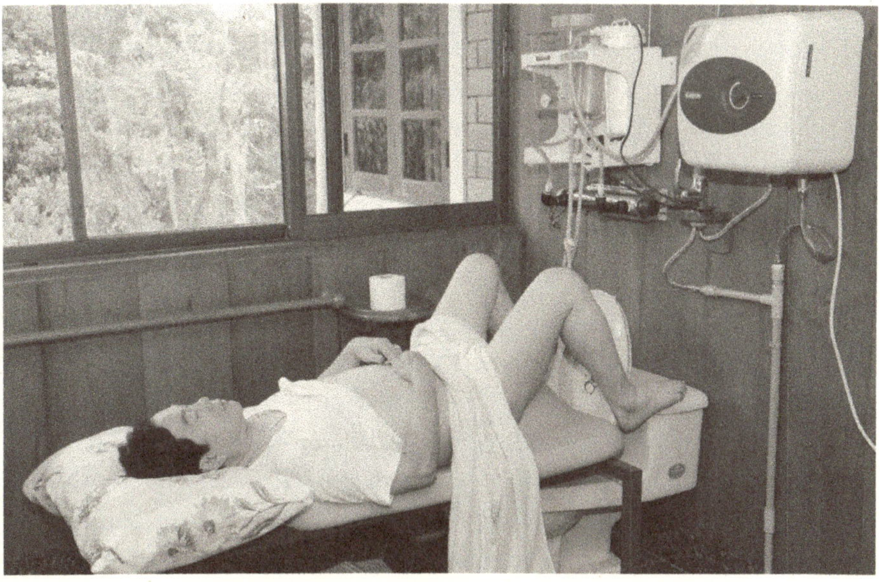

Abb. 4.3. Eine Darmspülung unter Benutzung eines Darmreinigungsbretts für die Selbstanwendung

Eines der Probleme bei einer Darmspülung besteht darin, dass der Mensch aufrecht steht – im Gegensatz zu anderen Tieren, die sich auf allen Vieren befinden. Wegen unserer aufrechten Haltung muss unser Körper die Abfallstoffe im aufsteigenden Darmteil gegen die Schwerkraft *hinauf* bewegen. Das kann bei Menschen mit einem Chi-Mangel zu Verstopfung führen, was diesen ungesunden Zustand noch weiter verschlimmert. Wenn Sie erst einmal begonnen haben, Ihren Dickdarm regelmäßig zu reinigen, werden Sie bald erkennen, wie wichtig es ist, auf welche Weise Sie Ihren Darm entleeren. Gase, Gerüche und selbst die Art, wie Sie sitzen, werden zu wichtigen Details Ihres täglichen Lebens werden. Wenn Sie sich zum Beispiel sehr reinigend mit viel Chlorophyll ernähren, wird es bei der Stuhlentleerung zu keinerlei Gerüchen oder Gasaustritten kommen. Ein großer Teil der Gase und Gerüche, die wir mit unserem Darm assoziieren, stammen tatsächlich von ungeeigneten Nahrungsmitteln, die dem Körper nicht zuträglich sind. Die abscheuliche Kombination dessen, was wir in unseren Körper hineintun – die tierischen Produkte, die säurehaltigen Nahrungsmittel, die Zucker- und Stärkearten –, führt bei ihrem Zerfall zu chemischen Reaktionen, die ihrerseits wahre Gasexplosionen verursachen.

Die beste Position für die Darmentleerung ist die Hockstellung. In weiten Bereichen Asiens gibt es keine Toilettensitze, weil sich die Menschen statt dessen in die Hocke begeben. Diese Methode ist weitaus hygienischer, weil man sich physisch auf nichts setzt und so auch nicht dem Risiko einer Übertragung von Keimen ausgesetzt sieht. Viele traditionelle asiatische Kulturen verwenden darüber hinaus kein Toilettenpapier, sondern Wasser zur Reinigung des Afters, weil Toilettenpapier dazu neigt, zwischen den Gesäßbacken zu verfilzen und so eine korrekte Trocknung zu verhindern.

Die Darmspülung

1. Legen Sie das untere Ende des Bretts auf der Toilette und das obere auf einem Hocker auf oder wenden Sie sich an einen professionellen Darmspülungs-Spezialisten.
2. Schließen Sie den Schlauch an den Eimer an. Füllen Sie diesen dann mit warmem Wasser und spülen Sie ihn einmal aus. Überprüfen Sie den Wasserablauf.
3. Führen Sie die Rektalspitze in den Schlauch am unteren Ende des Bretts ein. Platzieren Sie ein Polster darauf und legen Sie sich so auf das Brett, dass sich Ihr Gesäß über dem unteren Ende befindet.
4. Tragen Sie ein Rektalgel auf und führen Sie die Spitze in den After ein.
5. Entspannen Sie sich. Öffnen sie die Schlauchklemme. Lassen Sie das Wasser frei fließen.
6. Massieren Sie die linke Seite Ihres Unterbauchs – den absteigenden Darmteil – von unten nach oben (gegen seine normale Flussrichtung) in Richtung auf die unteren Rippen zu. Arbeiten Sie alle empfindlichen Stellen durch. Machen Sie mit dem querliegenden Teil des Dickdarms weiter, der sich unter dem Brustkorb befindet, und massieren dann weiter an der rechten Seite hinab den aufsteigenden Darmteil entlang.
7. Wenn es notwendig wird, den Darm zu entleeren, erleichtern Sie den Druck auf die Eingeweide, indem Sie Ihren Schließmuskel lockern und das Wasser wieder hinausfließen lassen. Normalerweise kann auch Stuhlgang die Spitze passieren, ohne sie raus zu drücken.
8. Wiederholen Sie die Schritte 5 bis 7 mehrere Male, bis der Eimer leer ist (nach etwa 45 Minuten). Betätigen Sie die Toilettenspülung während der gesamten Darmreinigung

nicht. Schauen Sie statt dessen nach, was herausgekommen ist (es wird schwarzer beziehungsweise grüner Stuhlgang sein).

9. Um die Prozedur zu beenden, legen Sie die Schlauchklemme wieder an, entfernen die Spitze und verlassen das Brett. Waschen Sie es und setzen Sie sich dann auf die Toilette, um sich zu entleeren.
10. Säubern Sie sich und sammeln Sie danach wie im Folgenden beschrieben Energie in Ihrem Tan Tien. Mit dem Nabel beginnend, lassen Sie die Energie in Richtung des Uhrzeigersinns in Form einer Spirale nach außen wandern, wobei sie 36 Umdrehungen durchführen. Wenn Sie diese Umdrehungen im Uhrzeigersinn beendet haben, lassen Sie die Energie gegen den Uhrzeigersinn spiralförmig wieder nach innen fließen. Diesmal tun Sie das 24 Umdrehungen lang. Die Bewegung endet im Nabel und sammelt die Energie dort.

☼ *Zusätze*

Es gibt bestimmte Zusätze, die dem Wasser während einer Darmspülung hinzugefügt werden können. Man kann sie verwenden, um den Körper zu nähren und/oder zu reinigen. Sie können einzeln eingesetzt oder auch miteinander kombiniert werden.

- flüssiges Chlorophyllkonzentrat (eine halbe Tasse der aus grünem Gras gepressten Flüssigkeit)
- Kaffee (2 Esslöffel Kaffeepulver fünfzehn Minuten lang in etwa einem Liter Wasser köcheln lassen, abseihen und zum Wasser im Eimer hinzugeben)
- Knoblauch (im Mixer zerkleinern und dann abseihen)
- Zitronensaft (eine Vierteltasse direkt in den Eimer hineingeben)

- Salz (1 Esslöffel sonnengetrocknetes Meersalz im Eimer auflösen)
- Bittersalz (1 Esslöffel im Eimer auflösen)
- Glycothymolin (240 Gramm auf 20 Liter Wasser)
- Acidophilus (ein Viertel der Flasche direkt in den Eimer geben)

Nach dem Ende der Darmspülungsreihe essen Sie zwei Tage lang nur ganze Früchte und Gemüsearten, die Sie dämpfen oder als Suppe zubereiten können. Darüber hinaus nehmen Sie zwei Wochen lang zwei Mal täglich Acidophilus-Bakterien zu sich.

Trockenbürsten der Haut

In der Klassischen Chinesischen Medizin wird die Haut aufgrund ihrer Verbindung zu den Lungen und zum Dickdarm oft als »Dritte Lunge« bezeichnet. Deshalb gehört zu einer Darmreinigung auch die Öffnung und Reinigung der Hautporen mittels Trockenbürsten und Sonnenbaden. Trockenbürsten sollte zum Zwecke der Pflege sowie zur Erhaltung der Jugendfrische und Langlebigkeit regelmäßig durchgeführt und auch in die halbjährlich stattfindenden Darmreinigungen eingeschlossen werden (Abb. 4.4).

Wenden Sie vor Ihrer morgendlichen Dusche und vor dem abendlichen Zubettgehen eine Borsten- oder eine Luffabürste an. Streichen Sie sanft vom Außenbereich des Körpers zum Zentrum hin. Die Haut sollte rosig leuchten, aber nicht rot werden. Der gesamte Vorgang nimmt etwa drei Minuten in Anspruch.

1. Machen Sie die Meditation des Inneren Lächelns (in Kapitel 5 finden Sie Anweisungen zur Durchführung dieser Meditation).

2. Beginnen Sie mit der Sohle des rechten Fußes und bürsten von dort an das ganze Bein bis zur Lende hinauf. Verwenden Sie so viele Bürstenstriche, wie Sie benötigen, um den vorderen und den rückwärtigen Bereich sowie die beiden Seiten des Beins zu bearbeiten.

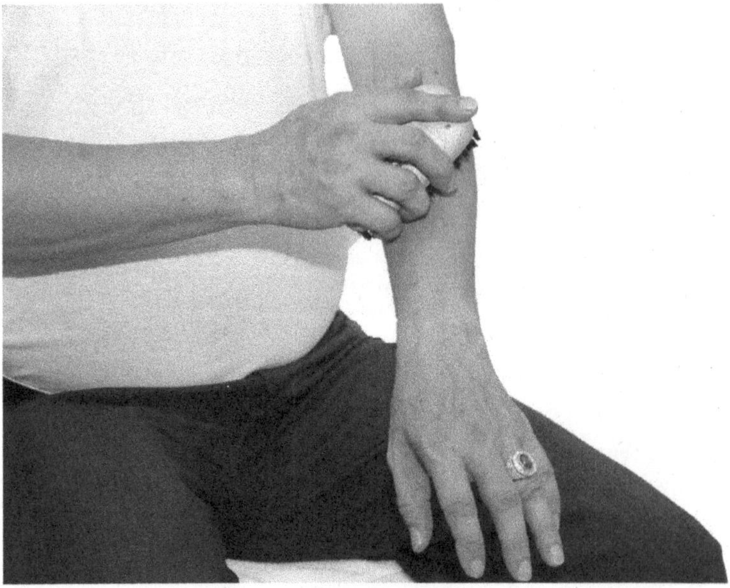

Abb. 4.4. Trockenbürsten der Haut

3. Wiederholen Sie Schritt 2 beim linken Bein.
4. Bürsten Sie das Gesäß, die Hüften, den unteren Rücken und den Unterleib mit kreisenden Bewegungen.
5. Bürsten Sie den linken Arm von der Hand an bis zur Schulter hinauf und kreisen Sie dann auf der linken Brusthälfte. Sorgen Sie dafür, dass Vorder- und Rückseite sowie beide Seiten des Arms gebürstet werden.
6. Wiederholen Sie Schritt 5 mit dem rechten Arm und der rechten Brusthälfte.

7. Bürsten Sie über den oberen Rücken, dann an der Vorderseite, der Rückseite und den beiden Seiten des Oberkörpers hinab. Decken Sie die gesamte Hautoberfläche einmal ab.
8. Verwenden Sie eine weichere Bürste für das Gesicht. Beginnen Sie in der Mitte und streichen Sie nach außen. Bürsten Sie an den Seiten des Gesichts und des Halses nach unten.
9. Am Schluss gehen Sie unter die Dusche und spüren ein leichtes, kribbelndes Gefühl auf Ihrem Körper.
10. Reinigen und trocknen Sie Ihren Körper und sammeln Sie danach wie im Folgenden beschrieben Energie an Ihrem Nabelpunkt: Mit dem Nabel beginnend, lassen Männer die Energie in Richtung des Uhrzeigersinns in Form einer Spirale nach außen wandern, wobei sie 36 Umdrehungen durchführen. Wenn Sie diese Umdrehungen im Uhrzeigersinn beendet haben, lassen Sie die Energie gegen den Uhrzeigersinn spiralförmig wieder nach innen fließen. Diesmal tun Sie das 24 Umdrehungen lang. Die Bewegung endet im Nabel und sammelt die Energie dort.

Sonnenbaden

Setzen Sie Ihren gesamten Körper dem Sonnenlicht aus, um Vitamin D aufzunehmen (Abb. 4.5).

1. Verwenden Sie die Meditation des Inneren Lächelns, um auf Ihre Organe hinab zu lächeln (Anweisungen dazu finden Sie in Kapitel 5).
2. Legen Sie sich unbekleidet an einen abgeschiedenen Ort, wo Sie auf jeder Seite 10 Minuten lang die frische Luft und die Sonnenstrahlen aufnehmen.

3. Arbeiten Sie sich bis zu 30 Minuten auf jeder Seite hoch, indem Sie jeden Tag 5 Minuten hinzufügen.
4. Sammeln Sie Ihre Energie im Nabel. Praktizieren Sie die sechs Heilenden Laute (in Kapitel 5 finden Sie Hinweise dazu).

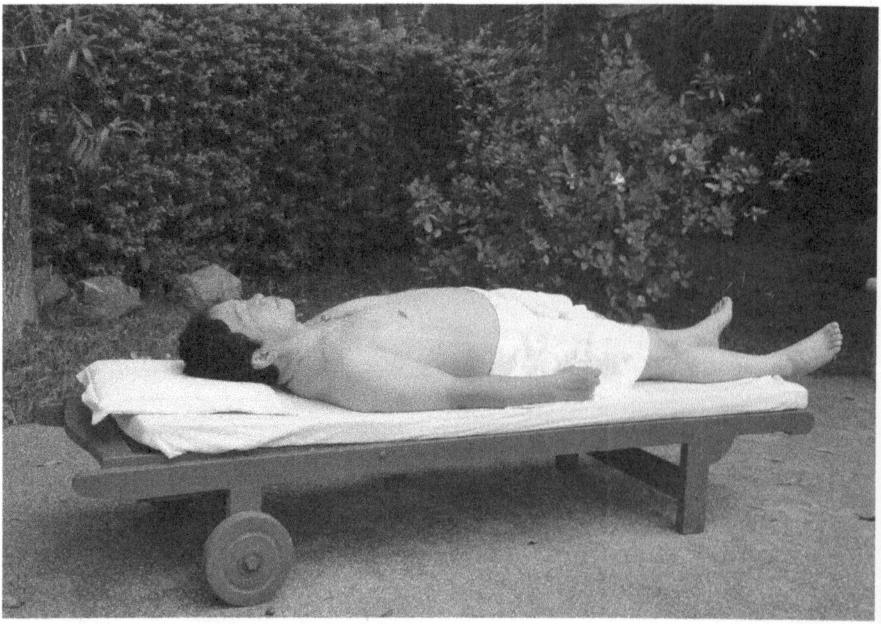

Abb. 4.5. Ein Sonnenbad nehmen

Enddarmreinigung

Nach dem Stuhlgang ist ein guter Zeitpunkt zur Reinigung des Enddarms. Männer können jetzt auch die Prostata massieren.

Sie benötigen folgende Utensilien: einen Ärztehandschuh oder einen Fingerschutz aus Plastik, Rizinusöl und reine Olivenölseife.

1. Während Sie auf der Toilette sitzen und nachdem Sie Ihre Darmentleerung beendet haben, bedecken Sie Ihren Mittelfinger mit dem Fingerschutz oder dem Handschuh und führen ihn in Ihren Enddarm ein. Reinigen Sie diesen und massieren Sie die obere Darmwand. Das massiert auf wirksame Weise Ihre Prostata.
2. Nehmen Sie Ihren Finger wieder heraus, lassen Sie den Fingerschutz an und tragen Sie das Rizinusöl darauf auf. Führen Sie den Finger wieder in Ihren Enddarm ein und reinigen Sie diesen erneut. Es ist möglich, dass Sie mehrere Reinigungsrunden benötigen, um den Vorgang zu beenden, da Sie höchstwahrscheinlich während dessen weitere Darmentleerungen haben werden.
3. Entfernen Sie den Handschuh und reinigen Sie Ihre Hände mit reiner Olivenölseife.

Gesichtswaschungen mit dem Naturschwamm

Sie können diese Gesichtswaschung immer dann durchführen, wenn sich Ihre Haut trocken anfühlt oder spannt. Regelmäßig angewendet kann sie trockener Haut und den Anzeichen von Hautalterung vorbeugen. Sie benötigen dafür einen natürlichen Meerschwamm und kaltes, gereinigtes Wasser.

1. Tauchen Sie den Meerschwamm in das gereinigte Wasser, damit er sich damit vollsaugt, und legen Sie ihn sanft auf Ihr Gesicht (Abb. 4.6). Sie können Ihre Haut nun behutsam säubern, reiben und massieren.
2. Trocknen Sie Ihr Gesicht nach der Waschung nicht ab, sondern lassen Sie es auf natürliche Weise trocknen, so dass Ihre Gesichtshaut das gereinigte Wasser aufnehmen kann.

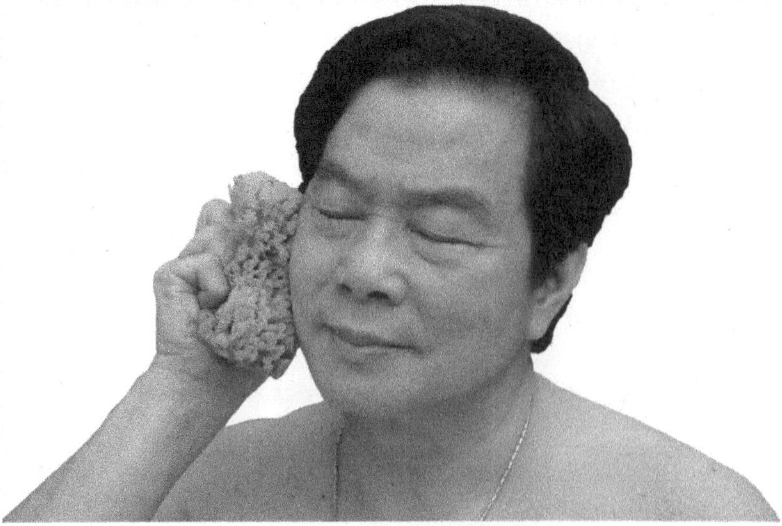

Abb. 4.6. Gesichtswaschung mit einem Naturschwamm

Zellreinigung

Wir schlagen vor, dass Sie während Ihrer Darmreinigung auch eine Zellreinigung durchführen, weil das zu noch besseren Ergebnissen führt. Diese Reinigung besteht aus einer sieben- bis vierzehntägigen Fastenperiode, während der Sie nur Gemüsebrühe und bestimmte Kräuter sowie Nahrungsergänzungsmittel zu sich nehmen. Diese Ergänzungen aktivieren die Energie und die Ablagerungen in Ihrem System, wodurch diese von den Darmspülungen noch besser entfernt werden können.

Diese Zellreinigung wurde uns vor über neunzig Jahren von dem Gesundheitspionier Victor Irons gegeben. Er empfiehlt die orale Einnahme von Bentonit und Indischem Flohsamen zur Darmreinigung und Nahrungsergänzungsmittel zur Stärkung sowie zum Aufbau der Zellen. Zusammen ziehen diese

Mittel – zu denen Chlorophyll, Verdauungsenzyme und essenzielle Fettsäuren gehören – Gifte aus den einzelnen Zellen und leiten sie in den Darmtrakt, wo sie auf wirksame Weise beseitig werden können. Dann helfen Bentonit und Flohsamen bei der Ablösung der Ablagerungen von der Darmwand, wodurch Sie in der Lage sind, dieses verkrustete Material aus dem Körper auszuscheiden.

Bentonit ist eine Lehmart, die einst im Zuge vulkanischer Aktivitäten in den Himmel geblasen wurde, um dann wieder auf die Erde zu sinken, wo sie sich in Form von Schichten oder Adern abgelagert hat, die man abbauen kann. Die Wirkungsweise von Bentonit beruht auf drei Punkten. Zum einen verleiht ihm sein hoher und vielfältiger Mineralienanteil eine negative elektrische Ladung, wodurch es positiv geladene Teilchen anzieht. Ein großer Teil der toxischen Stoffe im Körper ist positiv geladen. Zweitens hat Bentonit aufgrund der Winzigkeit der Partikel im Verhältnis zu seinem Volumen eine sehr große Oberfläche, weshalb es ein Vielfaches seines eigenen Gewichts an positiv geladenen Teilchen wie beispielsweise Säureablagerungen im Körper aufnehmen kann. Um drittens im Körper seine maximale Wirksamkeit entfalten zu können, sollte es die Form eines flüssigen Kolloid-Gels haben. In den Bezugsquellen am Ende des Buches können Sie erfahren, wo man kolloidales Bentonit und die anderen für diese Reinigungsform empfohlenen Nahrungsergänzungsmittel erhalten kann.

Tonerden werden bereits seit Tausenden von Jahren als natürliche Arzneimittel verwendet. So hat der Ernährungspionier Westen A. Price zum Beispiel festgestellt, dass ihr Gebrauch bei den Yukatan-Indianern Mexikos weit verbreitet war. Wenn ein Indianer unter einer Schnittwunde, einer Prellung, einer Hautabschürfung oder -reizung litt, stellte er sofort aus einer ganz bestimmten Lehmart einen »Schlammkuchen« her und trug ihn auf die betroffene Hautregion auf, um deren Heilung zu unterstützen. Das Volk der Yukatan wendete Tonerden auch innerlich an: Wenn sie sich nicht »fit« fühlten, gingen sie sofort zu einem Ort, an dem sich dieser besondere Lehm befand, vermischten ihn mit Wasser und tranken es dann. Das scheint alle etwaig vorhandenen Symptome gelindert und diesen Menschen in sehr vielen Fällen dazu verholfen zu haben, ein hohes Alter zu erreichen.

Man weiß von indigenen Völkern, die von so unterschiedlichen Orten wie den Anden, Zentralafrika und Australien stammen, dass sie Tonerden zu sich nahmen. Oftmals tunkten sie ihre Lebensmittel gewohnheitsmäßig in Lehm, um sich vor einem »kranken Magen« zu schützen.

Zellreinigung (begleitend zur Darmspülung)

Diese Zellreinigung beruht auf einem Flüssigkeitsfasten, das sich unter Verwendung von Bentonit, Flohsamen und anderen Nahrungsergänzungsmitteln über eine Dauer von 7 bis 14 Tagen erstreckt, wobei jeden zweiten Tag eine Darmspülung durchgeführt wird, um das bestmögliche Ergebnis zu erreichen. Während der 7 bis 14 Tage dieser Reinigung sollten Sie nichts essen, können aber Kräutertees und Gemüsebrühe trinken.

Bitte beachten Sie, dass Sie vorher immer Ihren Arzt konsultieren sollten, um zu entscheiden, ob Sie in der Lage sind, eine solche Reinigung durchzuführen. Wenn es Ihnen möglich ist, empfehlen wir, es etwa 2 bis 4 Mal pro Jahr zu tun.

Für diese Reinigung brauchen Sie die folgenden Utensilien: ein Schüttelgefäß (mit etwas mehr als einem halben Liter Fassungsvermögen), Apfelsaft, Apfelessig, Honig, Bentonit, Flohsamenschalen und die in der Tabelle weiter unten genannten Nahrungsergänzungsmittel. Am Ende des Buches finden Sie Bezugsquellen für diese Mittel. Darüber hinaus benötigen Sie die dort aufgeführten Utensilien für eine Darmspülung.

Die Reinigung besteht aus zwei Getränken, die einzeln gemixt werden. Trinken Sie diese nacheinander fünf Mal am Tag.

☼ *Erstes Getränk*

Geben Sie alle Zutaten in den Schüttelbecher und schütteln Sie diesen 15 Sekunden lang. Trinken Sie die Mischung dann zügig.

- 60 ml Apfel-, Zitronen- oder Limettensaft für den Geschmack
- 240 ml reines Wasser
- 1 Esslöffel kolloidales Bentonit
- 1 Teelöffel Flohsamenschalen

☼ *Zweites Getränk*

Geben Sie alle Zutaten in den Schüttelbecher. Schütteln und zügig trinken.

- 300 ml reines Wasser
- 1 Esslöffel Apfelessig oder eine andere Essigart
- 1 Teelöffel Honig oder reiner Ahornsirup

☼ *Nahrungsergänzungsmittel*

Neben den beiden Reinigungsgetränken benötigen Sie auch die in der folgenden Tabelle aufgelisteten Nahrungsergänzungsmittel, die Sie an den jeweils bezeichneten Tagen 4 x täglich zu sich nehmen wie in der Tabelle aufgeführt. Zwischen der Einnahme der Reinigungsgetränke und jener der Nahrungsmittelergänzungen sollten eineinhalb Stunden liegen. Wenn Sie zum Beispiel die Getränke um 7:00 Uhr morgens zu sich genommen haben, sollten die Nahrungsergänzungsmittel um 8:30 Uhr folgen.

Einnahmeplan für die Nahrungsergänzungsmittel (4 x täglich)

	Tag 1	Tag 2	Tag 3, 7 und 14
Chlorophyll-Gel-Tabletten	12	18	24
Vitamin C	200 mg	200 mg	800 mg
Pankreatin-Tabletten	6	6	6
Rote-Beete-Tabletten	2	2	2
Rotalgen-Tabletten	1	1	1
Enzym-Tabletten	2	2	2
Nikotinsäure-Tabletten (Niacin)	50 mg	100 mg	200 mg
Weizenkeimöl-Kapseln	1	1	1

DIE VORDERTÜR

Der Harntrakt und die Genitalien

Zwar umfasst der Harntrakt den Penis, die Prostata, die Hoden, die Blase und die Nieren, doch die meisten Reinigungspraktiken konzentrieren sich auf die Nieren. Weil sie die Quelle unserer sexuellen Energie darstellen, sind sie ein lebenswichtiges Energiezentrum, dessen Gesundheit es bestmöglich zu erhalten gilt. Taoisten empfehlen Kräutertees, Gemüse-Reinigungskuren und die Sexualenergie-Massage auf regelmäßiger Basis, um die Nieren rein sowie in bestem Zustand zu erhalten. Diese Maßnahmen helfen dabei, den Harntrakt von allen Blockaden, Ablagerungen und angesammelten Giftstoffen zu befreien.

Die Reinigung der Nieren

Die Nieren sind extrem empfindliche Blutreinigungsorgane, die leicht zu Verstopfung neigen. Austrocknung, schlechte Ernährung, eine schlechte Verdauung, Stress und ein unregelmäßiger Lebensstil können zur Bildung von Nierensteinen beitragen. Die meisten dieser Steine sind jedoch ebenso wie die Nierenkristalle und das Nierenfett zu klein, um mit modernen diagnostischen Verfahren entdeckt werden zu können (einschließlich Ultraschall und Röntgengeräten). Deshalb nennt man sie oft »stille« Steine, und sie scheinen die betroffenen Menschen auch nicht sehr zu stören. Doch wenn diese stillen Steine wachsen, können sie in den Nieren ebenso wie im Rest des Körpers zu beachtlichen Schäden und Schmerzen führen.

Um Nierenprobleme und die damit in Zusammenhang stehenden Erkrankungen zu vermeiden, beseitigt man Nierensteine am besten, bevor sie eine Krise verursachen können. Sie können das Vorhandensein von Nierensteinen oder Nierensand ganz einfach erkennen, indem Sie die Haut unter Ihren Augen seitlich in Richtung der Wangenknochen ziehen. Jede auffällige Unebenheit, Vorwölbung, rote oder weiße Pickel oder anderweitige Verfärbungen der Haut weisen auf Nierensand oder Nierensteine hin.

Kräuterreinigung für die Nieren

Wenn die folgenden Kräuter 20 bis 30 Tage lang täglich eingenommen werden, unterstützen sie die Auflösung und Beseitigung aller Arten von Nierensteinen, einschließlich von Harnsäure-, Oxalsäure-, Phosphat- und Aminosäurekristallen. Wenn Sie bereits wegen Nierensteinen behandelt worden sind, müssen Sie diese Reinigung unter Umständen im Abstand von jeweils sechs Wochen mehrmals wiederholen.

- Majoran (30 g)
- Katzenkralle (30 g)
- Beinwellwurzel (30 g)
- Fenchelsamen (60 g)
- Endivienkraut (60 g)
- Echte Bärentraube[3] (60 g)
- Hortensienwurzel[4] (60 g)

---

3 Echte Bärentraube (*Urva ursi* oder *Arctostaphylus urva ursi*) hilft nachweislich bei Harnwegsinfektionen. Allerdings sollte die Einnahme nicht länger als acht Tage und nicht öfter als fünf Mal im Jahr erfolgen, da das darin enthaltene Arbutin im Körper zu Hydrochinon verstoffwechselt wird, das potenziell krebserregend und leberschädigend ist. Darüber hinaus besteht bei hohen oder lang anhaltenden Dosierungen die Gefahr des Auftretens von Magenreizungen und Verstopfung. *Urva ursi* ist nur bei basischem Harn wirksam, die Einnahme wird bei Vorliegen einer Schwangerschaft, in der Stillzeit und für Kinder unter zwölf Jahren nicht empfohlen. (Quelle: Eberhard Teuscher, *Biogene Arzneimittel*, 6. Auflage) – *Der Verlag*

4 Hortensie (*Hydrangea arborescens*) wird von den Cherokee-Indianern und in der Homöopathie gegen Blasen- und Steinleiden sowie bei Zystitis und Prostatitis verwendet. Sie erzeugt jedoch in höheren Dosierungen Schwindel, Benommenheit, zerebrale Störungen und Oppressionen der Brust. (Quelle: Bruno Vonarburg, *Homöotanik: Farbiger Arzneipflanzenführer der klassischen Homöopathie*, 2. Auflage) – *Der Verlag*

- Wasserdost (60 g)
- Eibischwurzel (60 g)
- Goldrutenkraut (60 g)

☼ *Zubereitung*

1. Vermischen Sie alle Kräuter gründlich miteinander und verschließen Sie sie in einem luftdichten Behältnis. Sie können sie in den Kühlschrank stellen.
2. Geben Sie vor dem Schlafengehen 3 Esslöffel der Mischung in 2 Tassen Wasser. Bedecken und über Nacht stehen lassen.
3. Bringen Sie die Zubereitung am nächsten Morgen zum Kochen und seihen Sie die Kräuter dann ab. (Wenn Sie am Vorabend vergessen haben, die Kräuter einzuweichen, bringen Sie das Gemisch am Morgen zum Kochen und lassen es vor dem Abseihen fünf bis zehn Minuten sacht köcheln.)
4. Nehmen Sie in 6 bis 8 über den Tag verteilten Portionen jeweils einige Schlucke davon zu sich. Der Tee muss nicht warm gehalten oder erwärmt werden, aber Sie sollten ihn nicht kühlen. Fügen Sie auch keinen Zucker oder andere Süßungsmittel hinzu. Zwischen einer Mahlzeit und der nächsten Einnahme sollte mindestens eine Stunde liegen.
5. Wiederholen Sie diese Prozedur 20 Tage lang.

Wenn Sie im Bereich des unteren Rückens Beschwerden oder ein Steifheitsgefühl haben, liegt das daran, dass sich gerade von Nierensteinen stammende Mineralkristalle durch die Gänge des Harntrakts bewegen. Das geschieht normalerweise ganz allmählich, weshalb es zu keiner bedeutenden Veränderung der Farbe oder Beschaffenheit des Urins kommt, doch wenn im Zuge der Nierenreinigung ein starker Geruch oder eine Dunkelfärbung des Urins auftritt, weist das auf die Freigabe großer Mengen von Giftstoffen aus den Nieren hin.

Wichtig! Unterstützen Sie Ihre Nieren während dieser Reinigung, indem Sie sehr viel Wasser trinken, mindestens 6 bis 12 Gläser am Tag. Falls der Urin eine dunkelgelbe Farbe aufweist, müssen Sie jedoch noch mehr Wasser zu sich nehmen.

Nierenreinigung mit Knochenmarksuppe

Bereiten Sie aus den folgenden Zutaten eine Knochenmarksuppe zu, die Sie regelmäßig trinken, um die Gesundheit und Leistungsfähigkeit der Nieren zu erhalten.

- ein Rinderknochen aus biologischer Haltung (Unterschenkel), aufgebrochen, mit freigelegtem Mark
- Seetang (Hijiki oder Nori)
- Knoblauch
- Gemüse zum Hinzufügen: Karotten, Zwiebeln, Zucchini, Sellerie, Klettenwurzel, japanischer Rettich

Stärkungsmittel für die Nieren

Die folgenden Zubereitungen stärken die Nieren und verbessern ihre Fähigkeit, Unreinheiten aus dem Blut zu filtern.

- Cranberry-Saft (ungesüßt), zu gleichen Teilen mit gereinigtem Wasser gemischt
- der Saft von ein bis zwei Zitronen, in gereinigtes Wasser gegeben

OPTIMALE ERNÄHRUNG FÜR EINE GESUNDE PROSTATA

Unsere Ernährung soll drei wesentliche Funktionen erfüllen: Sie soll das lebende Gewebe wieder aufbauen, uns Energie zuführen und das Medium erhalten, in dem die biochemischen Abläufe des Körpers stattfinden. Um alle drei Funktionen sicherzustellen, sollte man die zwölf Regeln des gesunden Essens befolgen.

1. Essen Sie nur, wenn Sie hungrig sind, und hören Sie auf, bevor Sie satt sind.
2. Bewahren Sie ein angemessenes Gleichgewicht zwischen Säuren und Basen, zwischen Yin und Yang.
3. Kauen Sie Ihre Nahrung gut und speicheln Sie sie gründlich ein.
4. Essen Sie nicht, wenn Sie emotional erregt oder körperlich erschöpft sind.
5. Ihre Nahrung sollte immer Raumtemperatur haben.
6. Essen Sie jeden Tag sowohl frische, rohe Bio-Lebensmittel als auch gekochte Nahrungsmittel.
7. Wenn nötig, fasten Sie oder halten Sie eine Ausschlussdiät ein.
8. Kombinieren Sie Nahrungsmittel richtig.
9. Vermeiden Sie vor, während und nach einer Mahlzeit intensive Arbeit mit den Augen oder dem Gehirn.
10. Nehmen Sie Ihre letzte Mahlzeit mindestens drei Stunden vor dem Zubettgehen zu sich.
11. Begeben Sie sich während der Mahlzeiten in eine ruhige und heitere Stimmung.
12. Befolgen Sie das Gesetz der Mäßigung.

In unserem amerikanischen Buch *Cosmic Nutrition* (Destiny Books 2012) finden Sie eine ausführliche Darstellung aller zwölf Schlüssel zu einer guten Gesundheit sowie eine ausführliche Anleitung für den Weg zu Gesundheit und einem langen Leben. Hier konzentrieren wir uns vor allem auf die Aufrechterhaltung einer Basendiät, weil diese notwendig ist, um aus den Prostata-Übungen des Chi Kung den optimalen Nutzen zu ziehen.

Säuren und Basen ins Gleichgewicht bringen

Um die Bedeutung von Säuren und Basen erfassen zu können, müssen wir zunächst den Stellenwert des pH-Wertes verstehen. Das ist ein Maß für die Konzentration der Wasserstoffionen im Blut, im Urin und in den anderen Körperflüssigkeiten, das als Mittel verwendet wird, um den Säure- oder Basenwert anzuzeigen. Ein pH-Wert von 7 (0,0000001 mol Wasserstoffionen pro Liter) wird als neutral betrachtet und entspricht dem Wert reinen Wassers. Das saure Ende der pH-Skala befindet sich zwischen 1 und 7, während sich das basische Ende von 7 bis 14 erstreckt. Der menschliche Körper benötigt zur Aufrechterhaltung seiner Gesundheit und eines langen Lebens leicht basische Blut- und Lymphwerte.

Lösliche Nahrungsmittelarten wie wässerige Früchte, Säfte und stärkefreie Gemüsesorten sind basisch. All die schwereren Lebensmittel sind sauer: alle Proteine, Stärken, Fette und Zuckerformen, also auch alle Nüsse, Samen, Käse, Brot, Kartoffeln, Reis, Öle, trockene und süße Früchte wie Datteln, Rosinen, Feigen, Bananen und so weiter.

Alle reifen Früchte reagieren auf basische Weise im Körpersystem. Diese Basen neutralisieren die sauren Gifte, die Harnsäure und auch eine Übersäuerung, die meist aus einer proteinreichen Ernährungsweise resultiert. Darüber hinaus sagt der Chi-Kung-Meister Jeff Primack in seinem Buch *Conquering Any Disease*, dass Ellagsäure, die auch als krebsvorbeugend betrachtet wird, in 46 verschiedenen Früchten zu finden ist. Die höchste Konzentration davon weisen Himbeeren auf.

KREBSHEMMER

In *Conquering Any Disease* empfiehlt Jeff Primack ganz besonders die folgenden Nahrungsmittel zur Unterstützung der Allgemeingesundheit und zur Krebsprävention:

- Spargel, der von allen Lebensmitteln den höchsten Glutathionwert hat; es gibt keinen anderen Stoff, der so gut wie Glutathion Gifte aus dem Körper entfernen kann.
- Kürbissamen, die Zink enthalten, das wiederum für eine gute Prostatafunktion unerlässlich ist.
- *Agaricus blazei* (Mandelpilz, auch *Agaricus subrufescens*), ein Pilz, der einen legendären Nutzen für das Immunsystem hat.
- Schwarze Bohnen unterstützen die Nierenfunktion und helfen bei sexuellen Störungen.
- Auch Nierenbohnen sagt man eine nierenstärkende Funktion nach; darüber hinaus sind sie reich an Proteinen und sehr warm und nährend.

Wie Lino Stanchion in seinem Buch *Power Eating Program* erklärt, muss die Nahrung komplett zerkaut werden, um im Rahmen der Krebsprävention zu maximalen Ergebnissen zu führen und den größten Nutzen zu haben. Dadurch werden

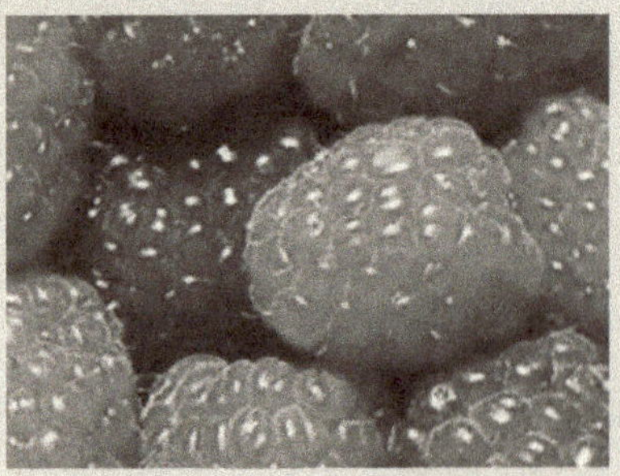

Himbeeren

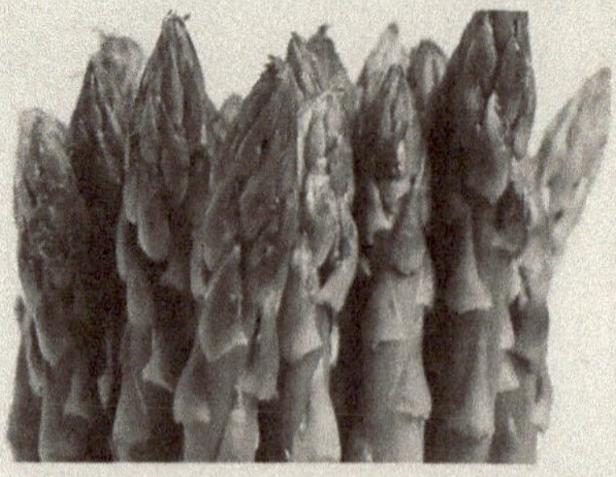

Spargel

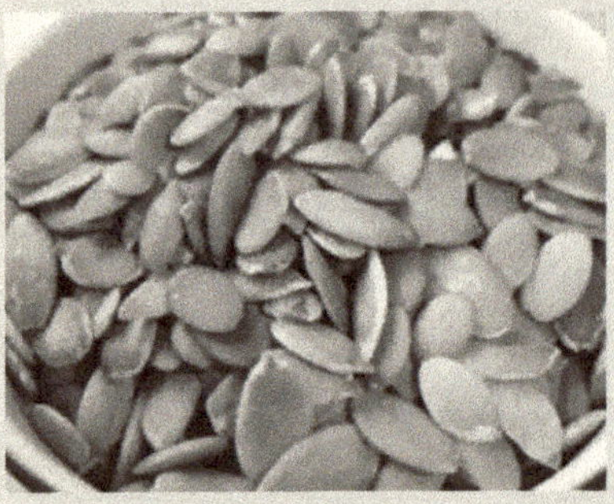

Kürbissamen

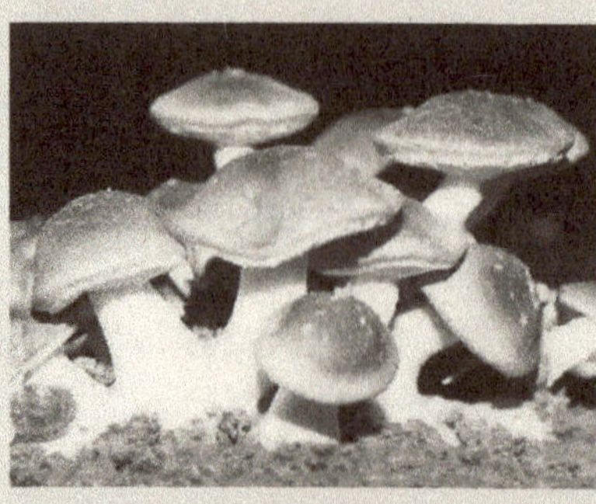

Mandelpilze

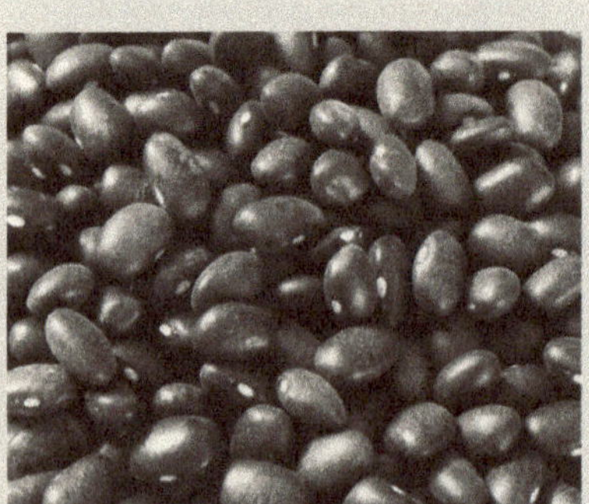

Schwarze Bohnen

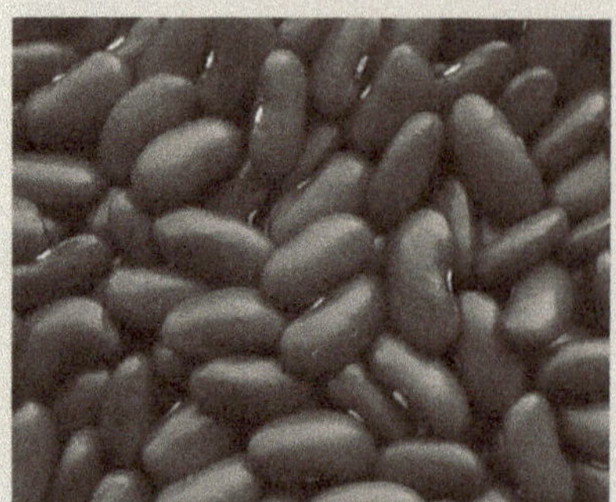

Nierenbohnen

Abb. 4.7. Kraftnahrung für eine gesunde Prostata

nicht nur basische Bedingungen im Körper gefördert, sondern das Kauen aktiviert alle Drüsen und bringt sie ins Gleichgewicht – von der Hypophyse (Hirnanhangdrüse) und der Schilddrüse über die Bauchspeicheldrüse und die Milz bis hin zu den Keimdrüsen.

Primack schlägt in seinem Buch *Conquering Any Disease* noch eine weitere Möglichkeit vor, nämlich Smoothie-Rezepte, in denen Nahrungsmittel in pürierter Form aufgenommen werden, wie zum Beispiel im unten aufgeführten Rezept für einen basischen Smoothie.

Der basische Smoothie

Vermischen Sie miteinander:

- 1 ½ Tassen destilliertes Wasser
- 3 Stangen Sellerie aus organischem Anbau
- ½ Salatgurke aus organischem Anbau
- ½ Limone mit Samen und weißer Haut
- 1 kleingeschnittener Fuji-Apfel mit Haut und Samen
- 3 Mangoldblätter
- 1 Korianderkorn

5

Chi Kung für die Prostata – Zusammenfassung

Die Übungen und Praktiken in diesem Buch dienen dazu, mit Hilfe des Chi Kung (auch Qi Gong) für die Prostata die sexuellen Energien des Körpers zu sammeln und zu verstärken, um auf diese Weise jeder Form des Prostatakrebses vorzubeugen und zugleich Ihre sexuelle Vitalität deutlich zu verjüngen. Werden die Praktiken zur »Kosmischen Entgiftung« (siehe hierzu das gleichnamige Buch im Amra Verlag) und Ernährung, wie in Kapitel 4 beschrieben, mit den im Kapitel 5 zusammengefassten Übungen kombiniert, ist mit einer vielfach verstärkten Verbesserung der Gesundheit Ihrer Prostata zu rechnen.

Wenn Sie die Übungen des Chi Kung für die Prostata ausführen, sollten Sie immer mit viel Geduld und Vorsicht vorgehen, damit Ihr Körper in einem entsprechenden Zeitrahmen darauf ansprechen kann.

Die täglichen Übungen des Chi Kung für die Prostata:

1. Das Innere Lächeln
2. Der Mikrokosmische Orbit

3. Die Sechs Heilenden Laute
4. Hodenatmung
5. Kompression des Hodensacks
6. Eisenhemd Chi Kung
7. Knochenatmung
8. Knochenverdichtung
9. Verstärkung des Chi und des Nierendrucks
10. Die Kraftschluss-Übung
11. Sexualenergie-Massage
12. Chi-Gewichtheben

Diese Praktiken werden hier nochmals in zusammengefasster Form beschrieben, damit Ihnen diese Seiten als Leitfaden für Ihr Training dienen und Ihnen dabei helfen können, das System des Chi Kung für die Prostata zu meistern.

VORBEREITUNG: DAS INNERE LÄCHELN UND DER KLEINE ENERGIEKREISLAUF

Die Energie Ihrer Mutter, durch die Ihr Körper genährt und gewachsen ist, hat diesen durch die Nabelschnur betreten und sich dann vom Nabel zum Kreuzbein hinab und danach entlang der Wirbelsäule bis zum Scheitelpunkt hinauf bewegt (Gouverneursgefäß), um dann an der Vorderseite des Körpers entlang (Konzeptionsgefäß) zum Nabel zurückzufließen. So lange Sie am Leben sind, bewegt sich Ihre Energie innerhalb dieses Kleinen Energiekreislaufs. Wenn Sie sich dieses Energiestroms erst einmal bewusst geworden sind, können Sie ihn zur Heilung jeder Art von Energieblockaden in Ihrem Körper nutzen.

Die Meditation des Kleinen Energiekreislaufs wird von einer Übung eingeleitet, die als das Innere Lächeln bekannt ist und positive Energie in die Drüsen und inneren Organe zieht. Setzen Sie sich zu diesem Zweck auf die Kante eines Stuhls. Legen Sie Ihre Hände ineinander und schließen Sie Ihre Augen. Eine vollständige Beschreibung dieser Übung finden Sie in den Büchern *Tao Yoga des Heilens. Die Kraft des Inneren Lächelns und die Sechs Heilenden Laute* (München 2009) und *Tao Yoga der Liebe. Der Weg zur unvergänglichen Liebeskraft* (München 2008).

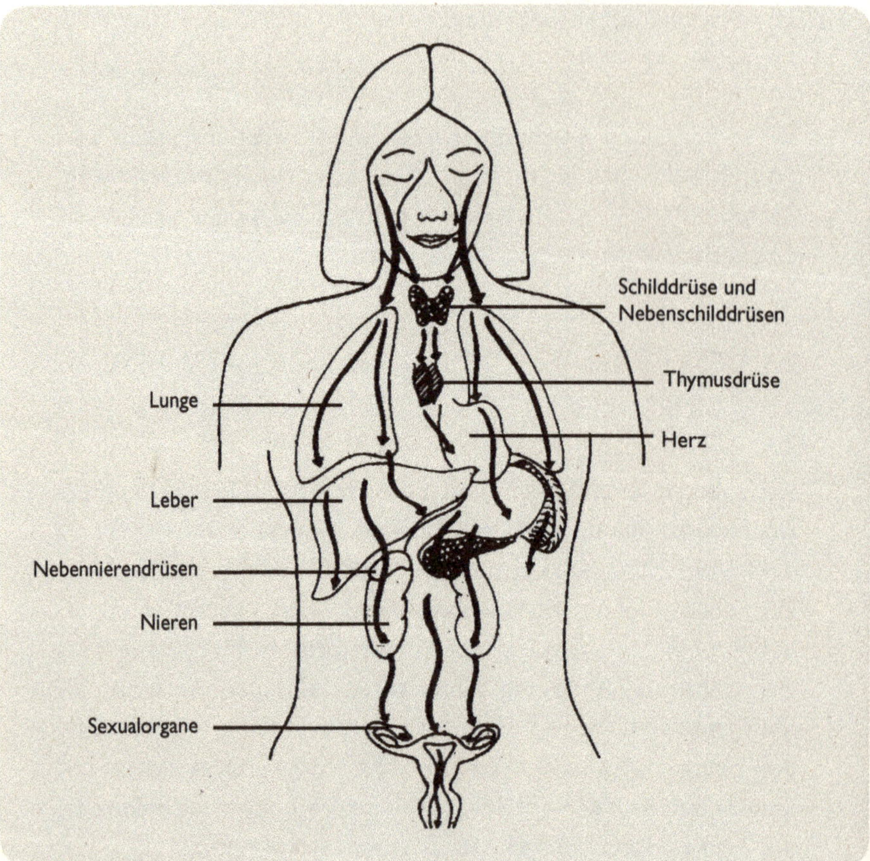

Abb. 5.1. Das Lächeln des vorderen Kanals – die wichtigsten Hauptorgane

Das Innere Lächeln

☼ *Vorderer Kanal: das Konzeptionsgefäß (Ren Mai)*

1. Werden Sie sich der lächelnden kosmischen Energie vor Ihnen bewusst und atmen Sie diese in Ihre Augen hinein.
2. Lassen Sie die lächelnde Energie in den Punkt zwischen Ihren Augenbrauen eintreten. Lassen Sie sie in Ihre Nase und in Ihre Wangen fließen und ein Lächeln an Ihren Mundwinkeln und in den Augenwinkeln entstehen. Ihre Zungenspitze ruht an Ihrem Gaumen.
3. Lassen Sie Ihr Lächeln in Ihren Kopf sinken, zur Kehle, zur Schilddrüse, den Nebenschilddrüsen und weiter zur Thymusdrüse hinab (Abb. 5.1).
4. Lächeln Sie in Ihr Herz hinein. Spüren Sie, wie sich von dort aus Liebe und Freude zu Ihren Lungenflügeln, Ihrer Leber, Ihrer Milz, der Bauchspeicheldrüse, den Nieren und Ihrem Sexualpalast ausbreitet.

☼ *Mittlerer Kanal: der Verdauungstrakt*

1. Ziehen Sie die lächelnde Energie in Ihre Augen hinein und lassen Sie sie von dort in Ihren Mund sinken.
2. Schlucken Sie Ihren Speichel, während Sie in Ihren Magen, Ihren Dünndarm (Duodenum, Jejunum und Ileum), Ihren Dickdarm (aufsteigender, Quer- und absteigender Darm), in Ihren Enddarm und Ihren Anus hinab lächeln (siehe Abb. 5.2).

☼ *Hinterer Kanal: das Gouverneursgefäß (Du Mai)*

1. Lächeln Sie und schauen Sie dabei etwa acht Zentimeter

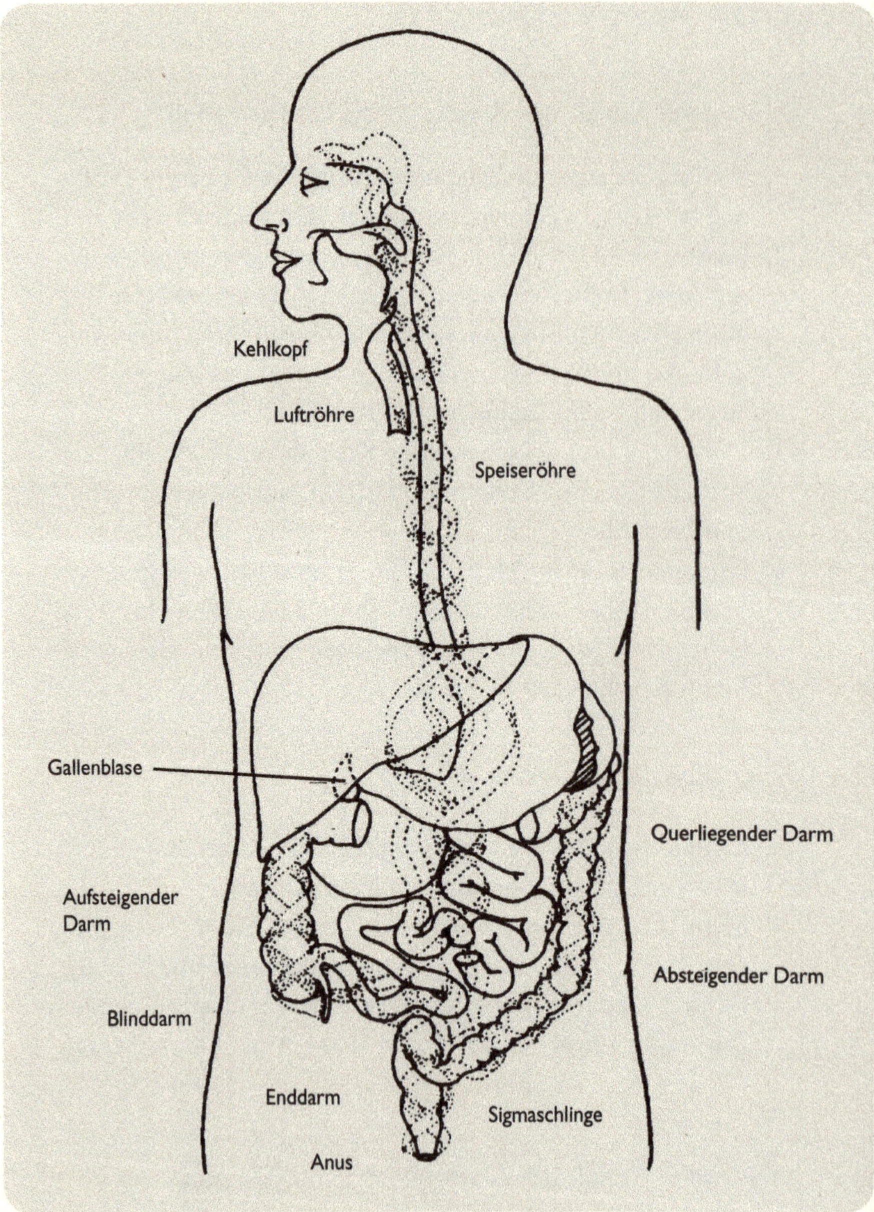

Abb. 5.2. Das Lächeln des mittleren Kanals – der Verdauungstrakt

hinter den Punkt genau zwischen den Augenbrauen zur Hypophyse (Hirnanhangdrüse.

2. Lenken Sie Ihr Lächeln in den dritten Raum, also in die kleine Höhle im Zentrum Ihres Gehirns (Abb. 5.3). Spüren Sie, wie sich dieser Raum ausdehnt und in hellem, goldenem Licht erstrahlt, das den Kristallpalst und das ganze Gehirn ausfüllt.

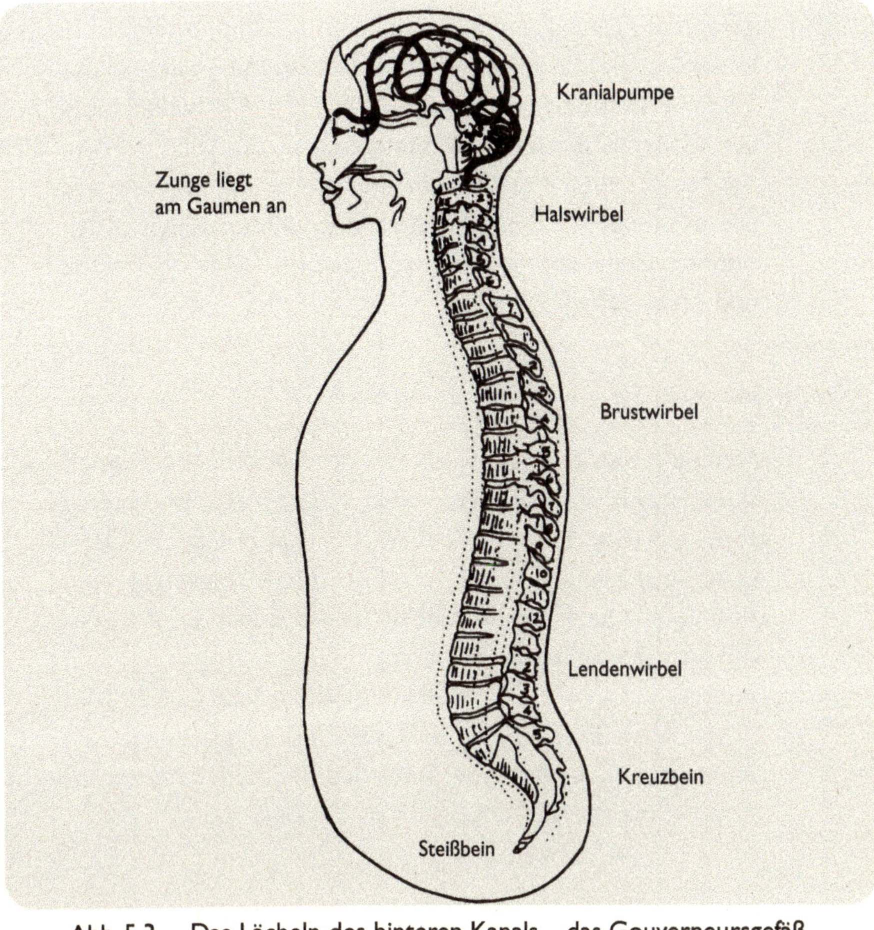

Abb. 5.3. Das Lächeln des hinteren Kanals – das Gouverneursgefäß

3. Lächeln Sie in den Hypothalamus, den Thalamus, in die Zirbeldrüse und in die rechte sowie linke Hirnhälfte hinein.
4. Lächeln Sie in die Mitte des Gehirns und den Hirnstamm hinein und dann bis zur Schädelbasis hinunter.
5. Lassen Sie Ihr Lächeln entlang der sieben Halswirbel, der zwölf Brustwirbel, der fünf Lendenwirbel, des Kreuzbeins und des Steißbeins hinabsinken und spüren Sie, wie Ihr Lächeln jeden Wirbel, jede Bandscheibe, die Nerven und den gesamten Zentralkanal nährt und zum Strahlen bringt.
6. Erneuern Sie die liebevolle und wohltuende Energie des Lächelns in Ihren Augen und lächeln Sie dann nacheinander den vorderen, mittleren und hinteren Kanal hinab. Dann tun Sie das mit allen drei Kanälen gleichzeitig. Spüren Sie, wie Sie in einem kühlenden Wasserfall oder im leuchtenden Sonnenschein aus kosmischer Energie, Lächeln, Freude und Liebe gebadet werden.

☼ *Sammeln Sie die Energie im Nabel*

1. Sammeln Sie die gesamte Energie des Lächelns im Bereich Ihres Nabels, im Tan Tien – etwa 4 Zentimeter im Inneren Ihres Körpers. Führen Sie diese Energie mit Ihrem Geist oder Ihrer Hand in einer spiralförmigen Bewegung vom Mittelpunkt nach außen. (Gehen Sie nicht über das Zwerchfell oder das Schambein hinaus.)
2. Führen Sie diese Spiralbewegung 36 Mal im und 24 Mal gegen den Uhrzeigersinn aus, um die Energie wieder ins Zentrum zurückzubringen. Schließen Sie die Übung ab, indem Sie die Energie sicher im Tan Tien speichern.

Der Kleine Energiekreislauf

1. Sammeln Sie die Energie, nachdem Sie hinab gelächelt haben, am Nabel (Abb. 5.4).
2. Legen Sie die Zunge an den Gaumen und lassen Sie die Energie hinunter ins Sexualzentrum fließen.
3. Führen Sie die Energie vom Sexualzentrum zum Damm.
4. Ziehen Sie die Energie vom Damm in das Kreuzbein hinauf.
5. Ziehen Sie die Energie zum Ming Men (gegenüber des Nabels) hinauf.
6. Ziehen Sie die Energie zum Wirbel Th11 hinauf.
7. Ziehen Sie die Energie zur Schädelbasis hinauf.
8. Ziehen Sie die Energie zum Scheitelpunkt hinauf und lassen Sie sie dort kreisen.
9. Führen Sie die Energie vom Scheitelpunkt zum Punkt zwischen den Augenbrauen hinab.
10. Lassen Sie die Energie über die Zunge und das Kehlkopfzentrum hinab fließen.
11. Führen Sie die Energie von der Kehle in das Herzzentrum hinab.
12. Führen Sie die Energie in den Solarplexus hinab.
13. Führen Sie die Energie zum Nabel zurück.
14. Lassen Sie die Energie mindestens 9 oder 10 Mal durch diese gesamte Sequenz kreisen.
15. Sammeln Sie die Energie am Nabel, (im Tan Tien). Bedecken Sie diesen mit beiden Handflächen, wobei die linke Hand über der rechten liegt. Sammeln Sie die Energie und lassen Sie sie mit Hilfe Ihres Geistes im Uhrzeigersinn in einer spiralförmigen Bewegung nach außen wandern. Verwenden Sie dafür genau 36 Umdrehungen. Wenn Sie die Umdrehungen im Uhrzeigersinn beendet haben, führen Sie die Energie im Gegenuhrzeigersinn in 24 Spiraldrehungen

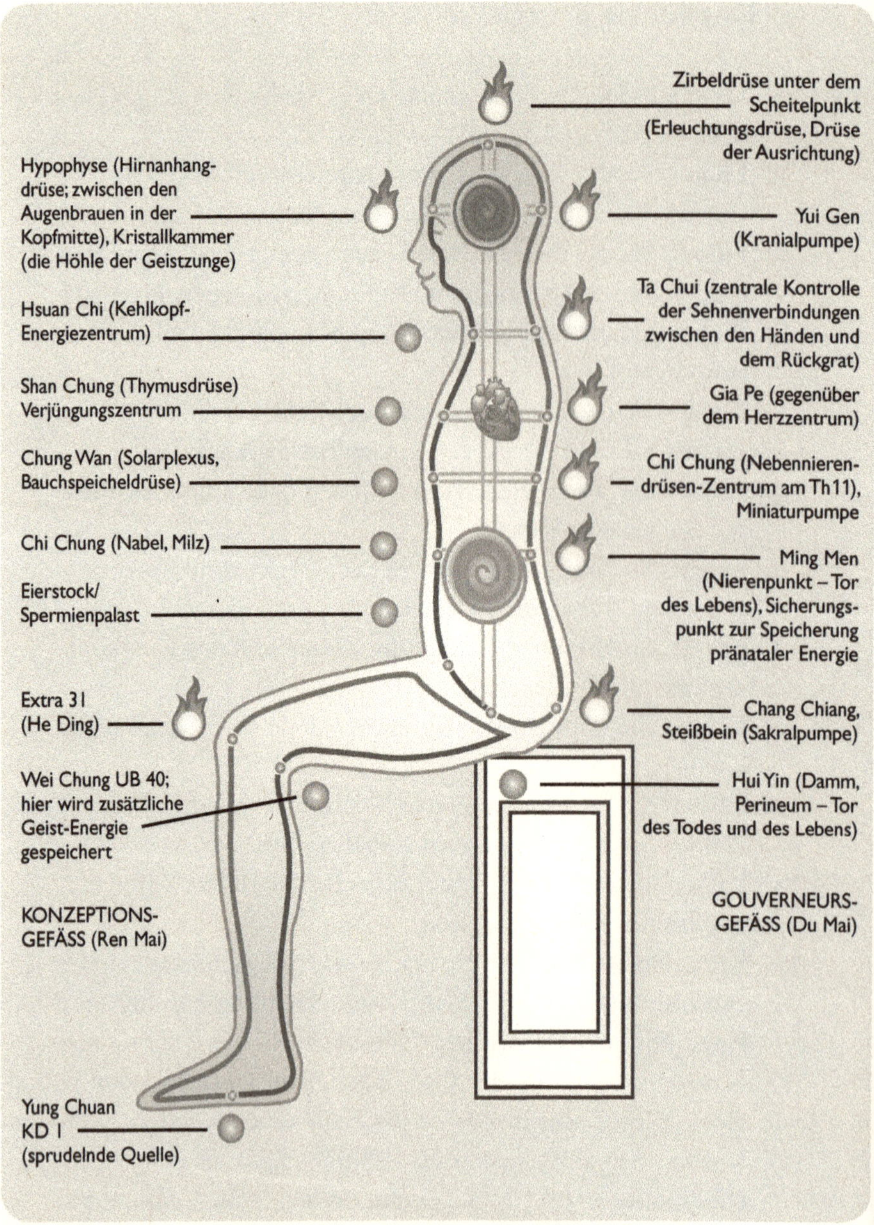

Abb. 5.4. Energiezirkulation im Mikrokosmischen Orbit

wieder nach innen zurück, bis Sie den Nabel erreicht haben, wo Sie die Energie sammeln.

DIE SECHS HEILENDEN LAUTE

Die sechs heilenden Laute werden subvokal, das heißt ohne Einsatz der Stimmbänder toniert und entsprechen den fünf Hauptorganen: der Lunge, den Nieren, der Leber, dem Herz und der Milz. Der sechste Laut gehört zum »dreifachen Erwärmer«, der die Energie gleichmäßig im ganzen Körper verteilt. Jeder Laut erzeugt eine eigene Schwingungsenergie, mit der er das innere System anregt, stärkt und entgiftet. Die Anwendung aller sechs Laute und der dazugehörigen Stellungen verlangsamt den Körperfluss und entfernt überschüssige Hitze, die sich eventuell in lebenswichtigen Bereichen angesammelt hat. Eine vollständige Beschreibung dieser Praktiken ist in dem Buch *Tao Yoga des Heilens. Die Kraft des Inneren Lächelns und die Sechs Heilenden Laute* (München 2009) zu finden.

Die Lungenübung – der erste Heilende Laut

Die Lungen werden mit dem Dickdarm, dem Element Metall, Herbst, Trockenheit, der Farbe Weiß, scharfen Geschmacksrichtungen, der Nase, dem Geruchssinn, der Haut und auch mit Trauer, Kummer, Mut, Rechtschaffenheit und Gerechtigkeit in Verbindung gebracht.

1. Setzen Sie sich mit offenen Augen auf einen Stuhl. Legen Sie Ihre Hände mit nach oben weisenden Handflächen auf Ihre Oberschenkel.

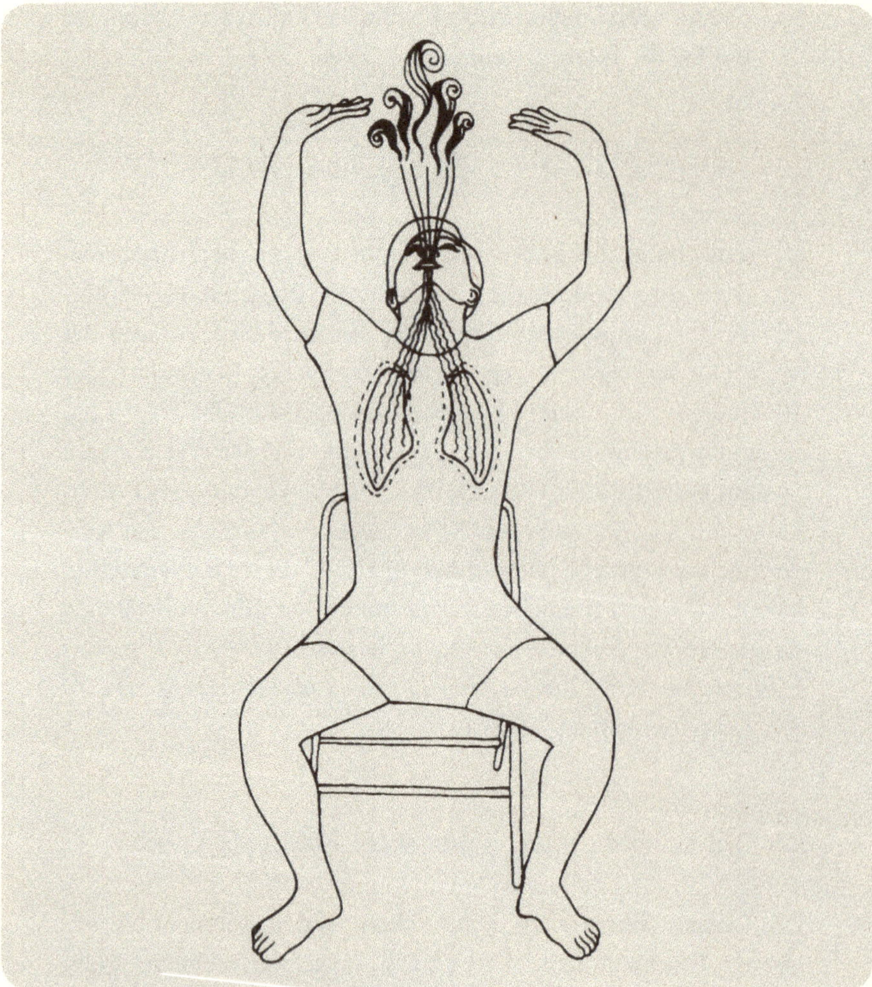

Abb. 5.5. Die Lungenübung

2. Atmen Sie tief und langsam, während Sie Ihre Aufmerksamkeit auf Ihre Lunge richten. Atmen Sie ein und heben Sie Ihre Arme an, bis sich Ihre Hände auf Augenhöhe befinden. Drehen Sie dann die Hände mit den Handflächen zur

Zimmerdecke und heben Sie sie weiter an, bis sie sich über Ihrem Kopf befinden, die Arme sind dabei nicht ganz gestreckt (Abb. 5.5). Fühlen Sie entlang der Arme in Ihre Schultern hinein und spüren Sie, wie sich die Lungenflügel und der Brustkorb öffnen.

3. Schließen Sie die Zähne und machen Sie beim Ausatmen langsam und gleichmäßig den Lungenlaut »Ssss-s-s-s-s-s« (Abb. 5.6). Stellen Sie sich vor, wie die Lunge eine dunkle, trübe Farbe, überschüssige Hitze, krankmachende Energien wie Trauer, Kummer und Sorge ausatmet.

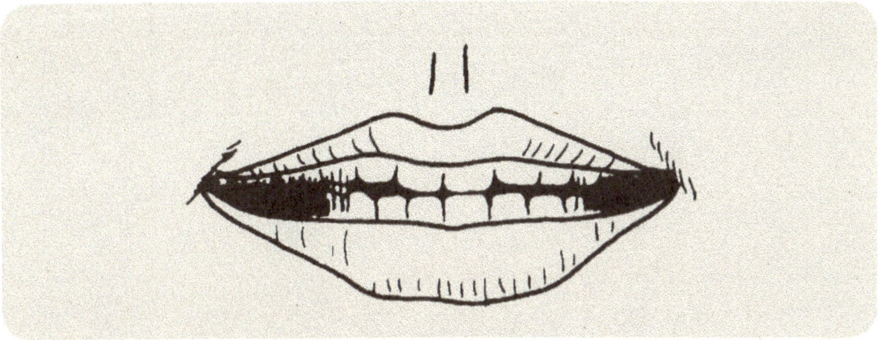

Abb. 5.6. Der Lungenlaut »Ssss-s-s-s-s-s«

4. Senken Sie die Handflächen und halten Sie sie vor Ihre beiden Lungenflügel. Atmen Sie reines weißes Licht und die Eigenschaften von Mut, Rechtschaffenheit und Gerechtigkeit ein. Schließen Sie Ihre Augen, lächeln Sie in Ihre Lungenflügel hinein und stellen Sie sich vor, immer noch den Lungenlaut zu produzieren. Lassen Sie Ihre Hände wieder sinken und legen Sie sie dann mit nach oben gerichteten Handflächen auf Ihren Oberschenkeln ab. Wiederholen Sie diese Schritte 3 bis 6 Mal.

Die Nierenübung – der zweite Heilende Laut

Die Nieren stehen mit der Harnblase, dem Element Wasser, Winter, Kälte, der Farbe Blau, salzigem Geschmack, den Ohren, dem Gehör, den Knochen sowie mit Stress, Angst, Sanftmut und Stille in Verbindung.

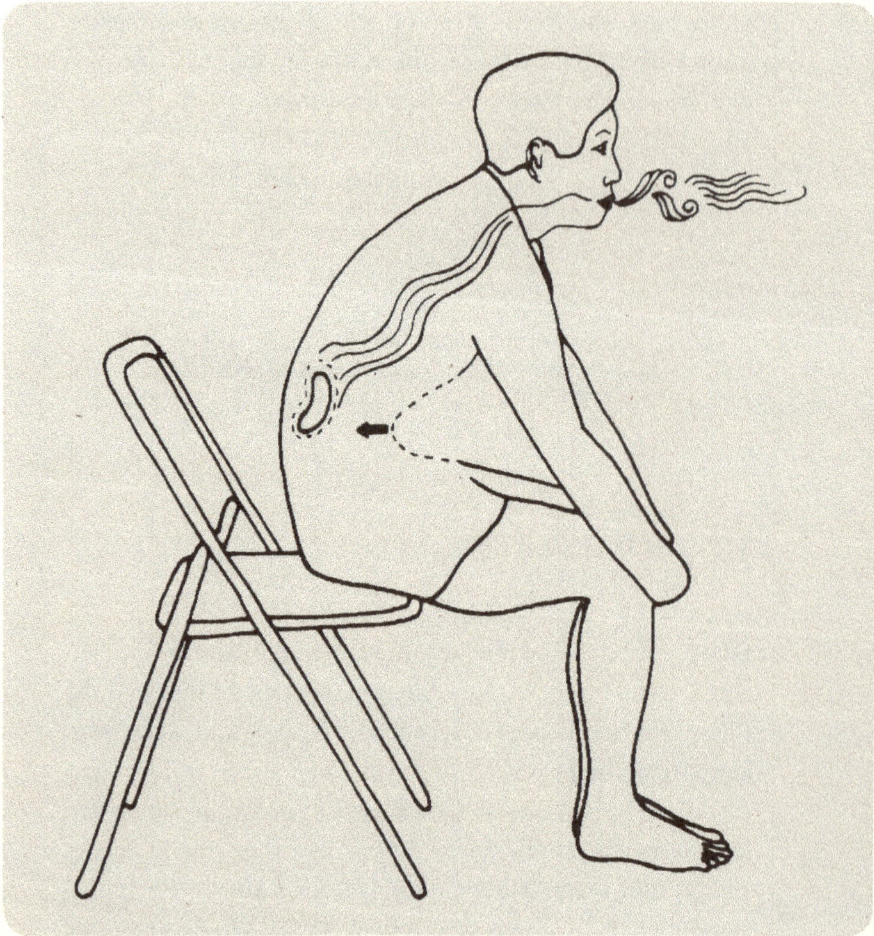

Abb. 5.7. Nierenübung

1. Atmen Sie tief und langsam ein und lenken Sie Ihre Aufmerksamkeit auf Ihre Nieren. Beugen Sie sich vor und umfassen Sie Ihre Knie (siehe Abb. 5.7). Drücken Sie den unteren Rücken nach hinten, bis die Arme gestreckt sind. Spüren Sie, wie Ihr Rücken oberhalb der Nieren gedehnt wird. Schauen Sie schräg nach oben.
2. Runden Sie Ihre Lippen und machen Sie den Nierenlaut »Choo-o-o-o-ow«, während Sie zugleich den mittleren Bereich Ihres Unterleibs in Richtung Ihrer Wirbelsäule bewegen (siehe Abb. 5.8). Blasen Sie eine dunkle, trübe Farbe aus, begleitet von jeder Form überschüssiger Hitze, Nässe, Krankheitsenergie, und Stress und Angst.

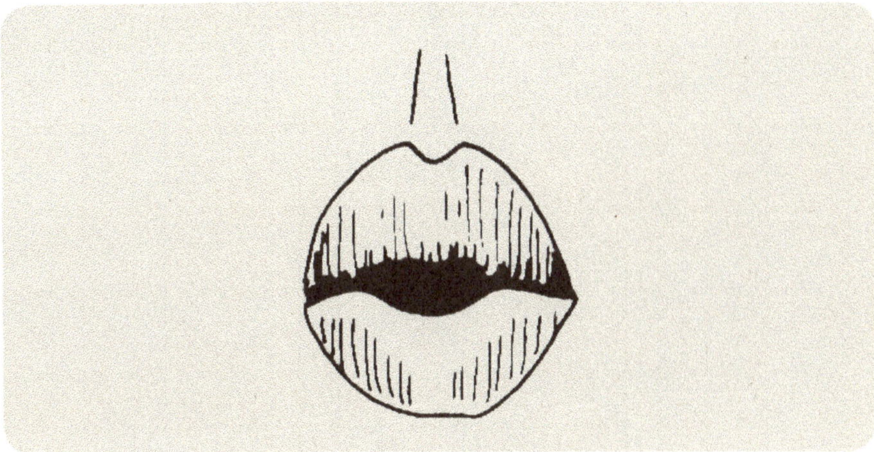

Abb. 5.8. Der Nierenlaut »Choo-o-o-o-ow«

3. Atmen Sie helle, blaue Energie und die Eigenschaften von Sanftmut und Stille ein. Lösen Sie dabei Ihre Hände und halten sie die Handflächen vor oder auf Ihre Nieren. Schließen Sie Ihre Augen, lächeln Sie in Ihre Nieren hinein und stellen Sie sich vor, immer noch den Nierenlaut zu produzieren. Las-

sen Sie Ihre Hände dann sinken und legen sie diese mit nach oben gerichteten Handflächen auf Ihren Oberschenkeln ab. Wiederholen Sie die Schritte 3 bis 6 Mal.

Die Leberübung – der dritte Heilende Laut

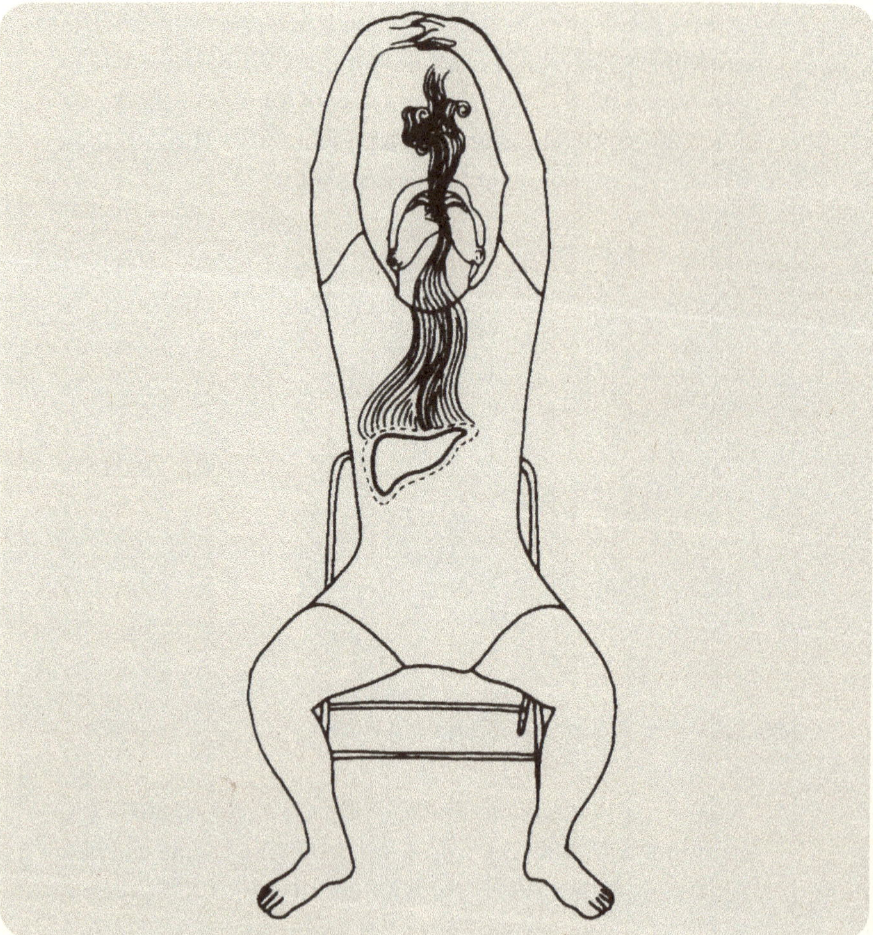

Abb. 5.9. Die Leberübung

Die Leber wird mit der Gallenblase, dem Element Holz, Frühling, Wind, der Farbe Grün, saurem Geschmack, den Augen, dem Sehsinn sowie mit Zorn, Aggression, Freundlichkeit und Vergebung in Verbindung gebracht.

1. Atmen Sie tief und langsam ein, während Sie sich Ihrer Leber und deren Verbindung zu den Augen bewusst werden. Am Anfang liegen Ihre Handflächen in Ihrem Schoß oder auf Ihren Knien. Schwingen Sie Ihre Arme nun langsam bis über Ihren Kopf hinauf und folgen Sie ihnen dabei mit den Augen (Abb. 5.9). Verschränken Sie dann die Finger ineinander und drehen Sie die Handflächen in Richtung Zimmerdecke. Die Arme sind hierbei nicht ganz gestreckt. Fühlen Sie die Dehnung, die dadurch in Ihren Armen und Schultern entsteht. Beugen Sie dabei Ihren Oberkörper leicht nach links, um die Leberseite zu dehnen.
2. Öffnen Sie Ihre Augen weit und atmen Sie subvokal den Laut »Sch-sch-sch-sch-sch-sch« aus (Abb. 5.10); der Atem ist von dunkler und trüber Farbe und mit überschüssiger Hitze sowie Zorn und Aggression angefüllt.

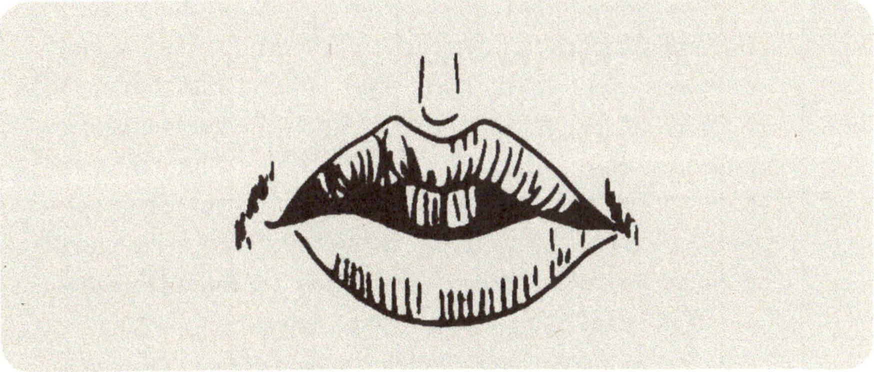

Abb. 5.10. Der Leberlaut »Sch-sch-sch-sch-sch-sch«

3. Drücken Sie Ihre Handballen nach außen, während Sie zugleich Ihre Schultern nach unten ziehen. Lösen Sie Ihre Hände und halten sie beide Handflächen vor Ihre Leber, Ihr Oberkörper kehrt dabei in eine aufrechte Position zurück. Atmen Sie eine helle, grüne Energie und die Eigenschaften von Freundlichkeit und Vergebung ein. Füllen Sie Ihre Leber mit dieser Energie. Schließen Sie Ihre Augen und lächeln Sie in Ihre Leber. Legen Sie Ihre Hände dann mit nach oben gerichteten Handflächen wieder in Ihrem Schoß oder auf den Knien ab. Wiederholen Sie diese Schritte 3 bis 6 Mal.

Die Herzübung – der vierte Heilende Laut

Das Herz steht mit dem Dünndarm, dem Element Feuer, Sommer, Wärme, der Farbe Rot, bitterem Geschmack, der Zunge, der Sprache sowie mit Ungeduld, Arroganz und Grausamkeit, Freude, Liebe und Respekt in Verbindung.

1. Atmen Sie tief und langsam ein, während Sie Ihre Aufmerksamkeit auf Ihr Herz konzentrieren. Am Anfang liegen Ihre Handflächen in Ihrem Schoß. Atmen Sie nun ein und schwingen Sie Ihre Arme wie in der Leberübung nach oben bis über Ihren Kopf, verschränken Sie die Finger ineinander und drücken die Handflächen in Richtung Zimmerdecke (Abb. 5.11). Die Arme sind hierbei nicht ganz gestreckt. Fühlen Sie die Dehnung, die dadurch in Ihren Armen und Schultern entsteht. Dieses Mal beugen Sie Ihren Oberkörper nach rechts, um die Herzseite zu dehnen.
2. Öffnen Sie Ihren Mund, runden Sie die Lippen und atmen Sie den Laut »Haaa-a-a-a-a-ah« subvokal aus (Abb. 5.12).

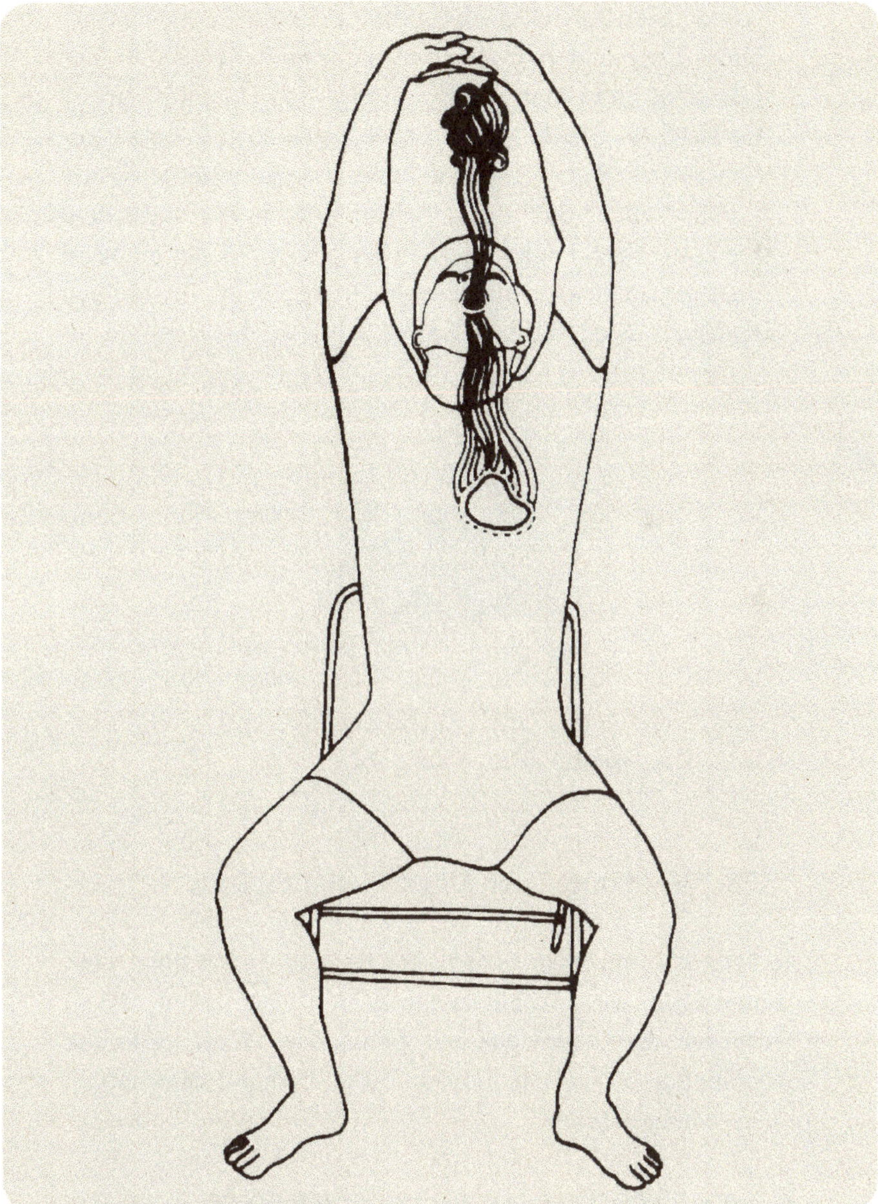

Abb. 5.11. Die Herzübung

Atmen Sie zugleich dunkle, trübe Energie, überschüssige Hitze, Ungeduld, Arroganz und Grausamkeit aus.

3. Lösen Sie Ihre Hände und halten Sie beide Handflächen vor Ihr Herz, Ihr Oberkörper kehrt dabei in eine aufrechte Position zurück. Atmen Sie eine helle, rote Energie sowie die Eigenschaften von Freude, Liebe und Respekt ein. Lächeln Sie in Ihr Herz. Legen Sie Ihre Hände dann wieder mit nach oben gerichteten Handflächen in Ihrem Schoß oder auf den Knien ab. Wiederholen Sie diese Schritte 3 bis 6 Mal.

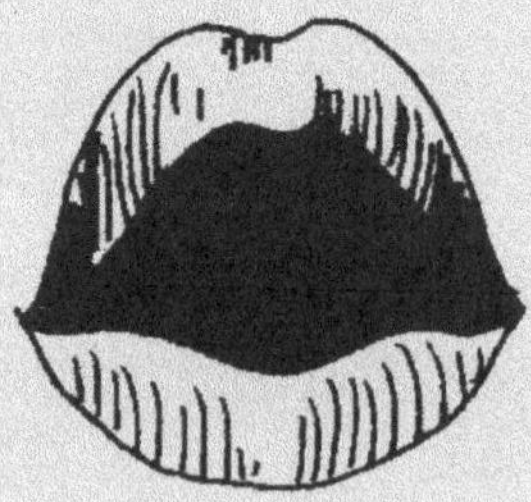

Abb. 5.12. Der Herzlaut »Haaa-a-a-a-a-ah«

Die Milzübung – der fünfte Heilende Laut

Die Milz wird mit dem Magen, der Bauchspeicheldrüse, dem Element Erde, dem Altweibersommer, mit Feuchtigkeit, süßem Geschmack, der Farbe Gelb, dem Mund, dem Geschmackssinn sowie mit Sorge, Grübeln, Fairness, Mitgefühl und Zentriertheit in Verbindung gebracht.

1. Atmen Sie tief und langsam ein, während Sie sich auf Ihre Milz konzentrieren. Atmen Sie ein und legen Sie die Finger

beider Hände auf der unteren linken Seite des Brustkorbs, direkt unter dem Rippenbogen auf (siehe Abb. 5.13). Pressen Sie das weiche Gewebe unter dem Rippenbogen mit Ihren Fingerspitzen nach innen und drücken Sie zugleich den mittleren Rücken nach außen.

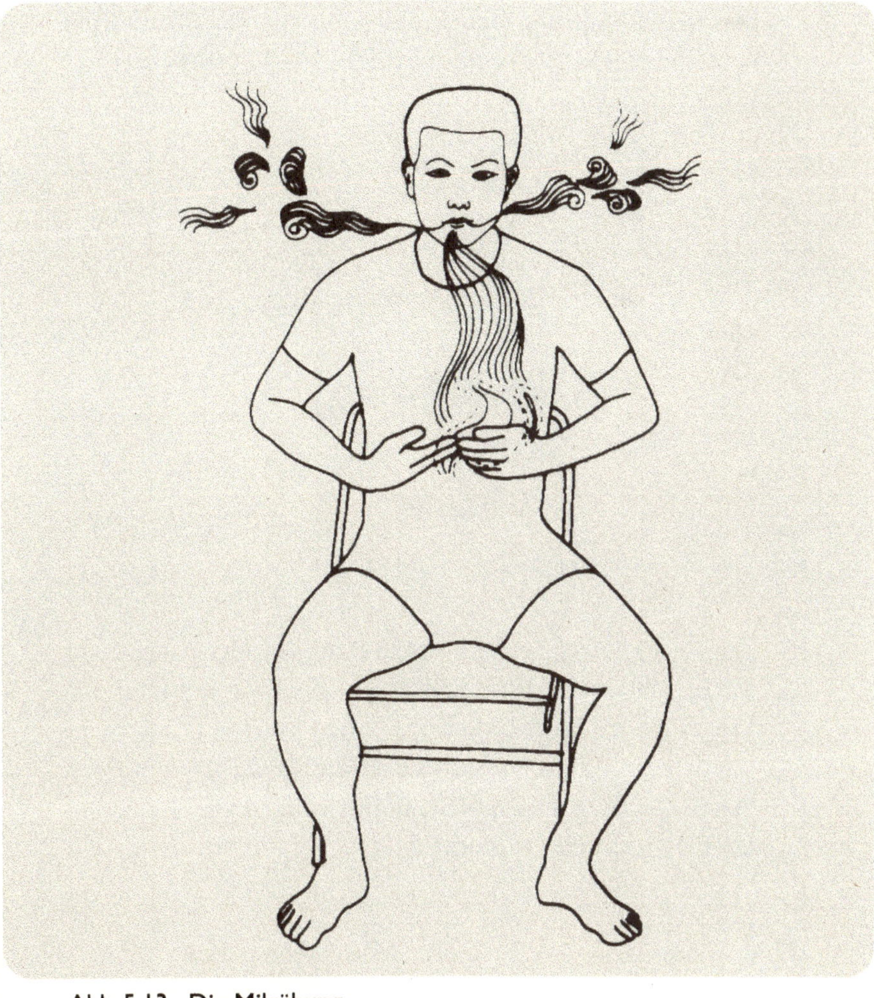

Abb. 5.13. Die Milzübung

2. Atmen Sie dabei aus und beugen Sie den Oberkörper dabei langsam nach vorne, während Sie Ihre Lippen runden und guttural, im Kehlbereich, den Milzlaut »Hhroo-o-o-o-o« bilden (siehe Abb. 5.14). Atmen Sie dunkle, trübe Energie, überschüssige Hitze, Sorgen oder Grübeln aus. Lösen Sie Ihre Hände und halten sie beide Handflächen vor Ihre Milz, den Magen und die Bauchspeicheldrüse. Ihr Oberkörper kehrt dabei wieder in eine aufrechte Position zurück.

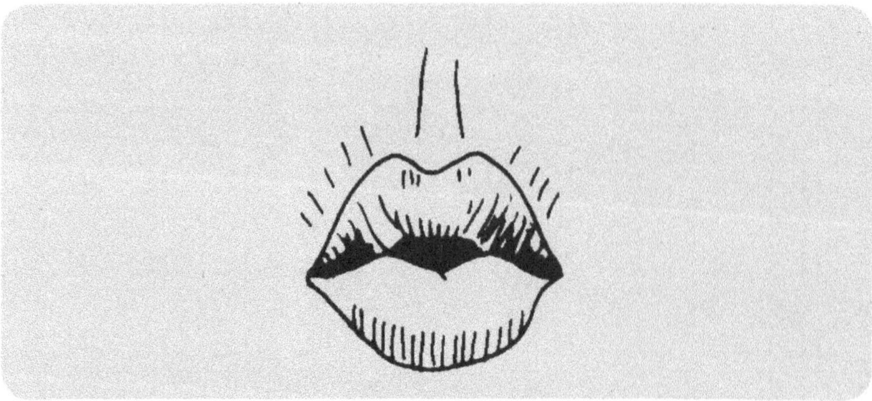

Abb. 5.14. Der Milzlaut »Hhroo-o-o-o-o«

3. Atmen Sie helles, gelbes Licht in Ihre Milz, den Magen und die Bauchspeicheldrüse und füllen Sie diese mit Fairness, Mitgefühl und Zentriertheit an. Lassen Sie Ihre Hände langsam wieder mit nach oben weisenden Handflächen in Ihren Schoß sinken und lächeln Sie in Ihre Milz hinab. Wiederholen Sie diese Schritte 3 bis 6 Mal.

Die Übung des dreifachen Erwärmers – der sechste Heilende Laut

Der dreifache Erwärmer besteht aus dem oberen Erwärmer (aufnehmend und heiß: umfasst Gehirn, Hals, Thymusdrüse, Herz und Lungenflügel), dem mittleren Erwärmer (verarbeitend und warm: umfasst Leber, Magen und Milz) und dem unteren Erwärmer (ausscheidend und kühl: umfasst Gedärme, Nieren, Blase und Genitalien).

1. Legen Sie sich auf den Rücken oder mit ausgestreckten Beinen auf dem Stuhl zurück und nehmen Sie einige tiefe Atemzüge (Abb. 5.15). Atmen Sie vollständig in alle drei Erwärmern hinein und führen dabei Ihre Hände über den Kopf. Die Handflächen zeigen von oben auf Ihren Kopf.

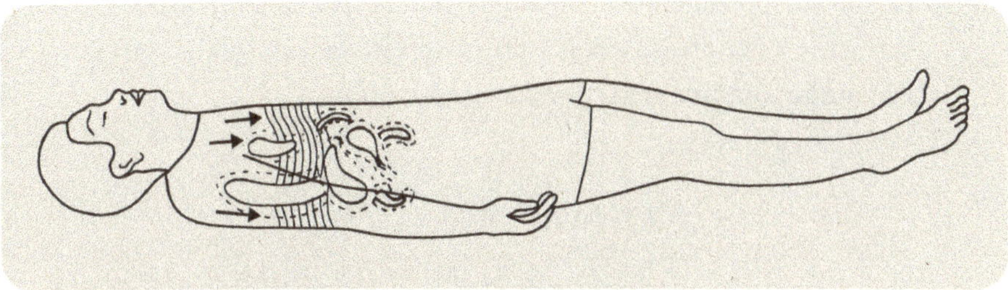

Abb. 5.15. Die Übung des dreifachen Erwärmers

2. Atmen Sie aus, während Sie subvokal den Laut »Hiii-i-i-i-i-i« produzieren (Abb. 5.16). Bewegen Sie dabei Ihre Hände langsam vor Ihrem Körper vom Kopf bis zu den Füßen. Die Finger zeigen dabei zueinander, mit den Handflächen nach unten. Stellen Sie sich vor, dass Ihre Hände wie ein Scanner wirken, der alles Belastende mitnimmt und aus den Fußsohlen herausfließen läßt. Ihr

Brustkorb und Ihr Unterleib fühlen sich völlig flach, leicht, hell und leer an.

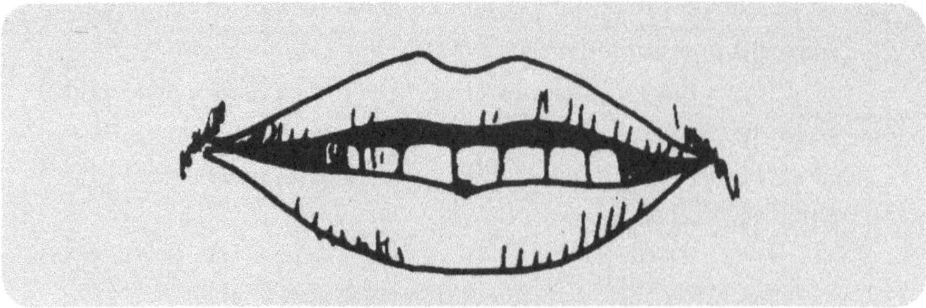

Abb. 5.16. Der Laut des dreifachen Erwärmers »Hiii-i-i-i-i-i-i«

3. Pausieren Sie, bis Ihr Atem wieder normal fließt und wiederholen Sie diese Schritte dann 3 bis 6 Mal.

Für alle sechs Heilenden Laute gilt gleichermaßen, dass die ausgeatmeten oder ausgeleiteten unerwünschten Energien von der Erde aufgenommen und transformiert werden.

HODENATMUNG UND HODENSACK-KOMPRESSION

Diese beiden Praktiken der Heilenden Liebe betten den Fluss der sexuellen Energie um, damit sie das innere System heilen kann. Eine vollständige Beschreibung finden Sie in dem Buch *Das Heilende Tao. Knochenmark Nei Kung. Taoistische Wege zur Verbesserung der Gesundheit durch die Verjüngung von Knochenmark und Blut* (Healing Tao Books 1994).

Hodenatmung

1. **Sitzend:** Der Hodensack hängt frei, die Handflächen liegen auf den Knien auf, das Kinn wird zurückgezogen und der Kopf hoch aufgerichtet.
2. **Stehend:** Die Hände befinden sich an den Seiten, die Füße stehen schulterbreit voneinander entfernt.
3. **Auf der rechten Seite liegend:** Ein Kissen sorgt für eine erhöhte Lagerung des Kopfes, die Finger der rechten Hand liegen vor dem rechten Ohr, der rechte Daumen dahinter, die linke Hand ruht auf dem linken Oberschenkel auf. Das rechte Bein ist gerade ausgestreckt, das linke gebeugt.
4. Die Zunge liegt am Gaumen. Schließen Sie die Augen und richten Sie Ihre Aufmerksamkeit auf die Hoden. Atmen Sie langsam durch die Nase ein und ziehen Sie dabei die Hoden hinauf. Halten Sie diese Stellung und atmen Sie dann langsam aus, während Sie Ihre Hoden wieder hinabgleiten lassen und eine kühle Energie im Hodensack spüren. Wiederholen Sie das 9 Mal.
5. Führen Sie diese Aktionen (einatmen, Hoden hochziehen, halten, ausatmen, Hoden hinabgleiten lassen) nacheinander bis zum Spermienpalast, dem Kreuzbein, dem Wirbel Th11, dem Jadekissen an der Schädelbasis und bis zum Scheitelpunkt aus. Zählen Sie jedes Mal bis 9.
6. Am Scheitelpunkt angekommen, lassen Sie die Energie im Uhrzeigersinn 9 bis 36 Mal spiralförmig in Ihrem Gehirn kreisen. Lassen Sie die Energie dann in das Dritte Auge, die Zunge, die Kehle, das Herz, den Solarplexus und zum Nabel hinab fließen. Sammeln Sie die Energie im Tan Tien.

Hodensack-Kompression

1. Setzen Sie sich auf die Kante eines Stuhls und lassen Sie die Hoden lose über die Kante hängen.
2. Atmen Sie tief ein und verdichten Sie die Energie im Solarplexus zu einem imaginären Energie- oder Chi-Ball. Rollen Sie diesen dann zum Nabel, in den Beckenbereich und zum Hodensack hinunter.
3. Ziehen Sie die Unterbauchmuskeln hinab und ergreifen und verdichten Sie den Chi-Ball so lange, wie es Ihnen möglich ist, in den Hodensack hinein. Pressen Sie den Anus zusammen und spannen Sie die Damm-Muskulatur an, um einen Energieverlust durch diese beiden Tore zu verhindern.
4. Während Sie die Verdichtung aufrechterhalten, drücken Sie Ihre Zunge gegen den Gaumen und schlucken tief in das Sexualzentrum hinein.
5. Atmen Sie aus. Nehmen Sie einige kurze und schnelle Atemzüge, indem Sie den unteren Bereich Ihres Unterleibs einziehen und dann wieder nach außen drücken (Blasebalg-Atmung) und lassen Sie alles los, bis Sie wieder normal atmen können. Entspannen Sie sich vollständig.
6. Wiederholen Sie das Ganze 3 bis 9 Mal, bis sich Ihre Hoden warm anfühlen.
7. Sammeln Sie die Energie am Nabel und führen Sie die Knochenatmung aus.

EISENHEMD CHI KUNG

Die Haltungen des Eisenhemd Chi Kung sorgen dafür, dass Ihre Körperstruktur korrekt ausgerichtet ist. Wenn sie gemeinsam mit den Eisenhemd-Verdichtungstechniken ausgeführt werden, ermöglichen sie Ihnen, einen Eisenhemd-Körper aufzubauen, der Ihre lebenswichtigen inneren Organe schützt. Indem Sie einfach nur kontrolliert stehen und in den Eisenhemd-Haltungen fünf bis zehn Minuten pro Tag die Verdichtungsübungen durchführen, verwurzeln Sie sich in der Erde und bauen einen starken Körper auf, der sehr lange leben kann. Hier wird nur die erste der Eisenhemd-Haltungen beschrieben, »den Baum umarmen«. Eine vollständige Darstellung aller Haltungen kann in dem Buch *Tao Yoga Eisenhemd Chi Kung. Wirksame Techniken für einen starken und gesunden Körper* (München 2005) gefunden werden.

Den Baum umarmen

Die Haltung beim den Baum-Umarmen wird nicht nur wie unten beschrieben als Verdichtungsübung praktiziert, sondern darüber hinaus auch zur Knochenatmung und Knochenverdichtung sowie im Rahmen des Chi-Gewichthebens angewendet (siehe Abb. 5.17).

1. Die Füße befinden sich schulterbreit voneinander entfernt. Die neun Punkte der Fußsohlen sind in Kontakt mit der Erde.
2. Neigen Sie Ihr Steißbein nach vorne, machen Sie die Schulterblätter rund, lassen Sie das Brustbein nach innen sinken und ziehen Sie das Kinn zum Hals.
3. Breiten Sie die Arme aus, als wollten Sie einen Baum umfassen. Die Daumen zeigen nach oben und die kleinen Finger nach unten, die restlichen Finger zeigen jeweils zu den Fingern der gegenüber liegenden Hand.
4. Atmen Sie durch den Punkt genau zwischen den Augenbrauen und fokussieren Sie Ihre Augen auf Ihre Handflä-

chen. Spüren Sie die Energie, die sich etwa vier Zentimeter unterhalb des Nabels sammelt.

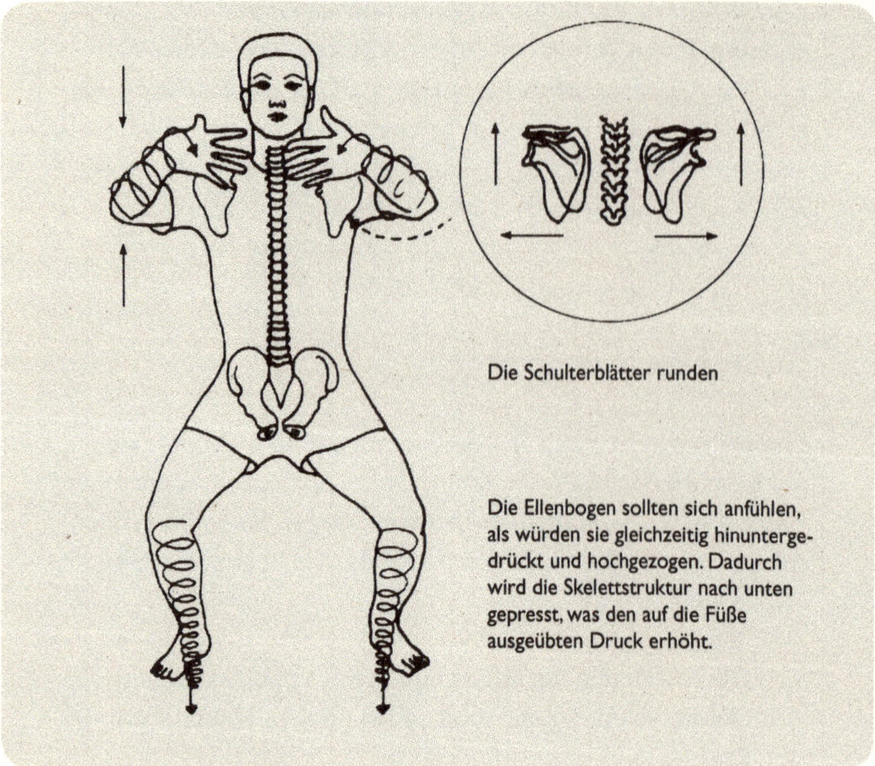

Abb. 5.17. Die Position der vollständigen Baumumarmung, Vorderansicht

☼ *Unterleibsatmung*

1. Atmen Sie in den Bereich unterhalb des Nabels ein. Spüren Sie, wie sich das Zwerchfell senkt und die Luft in Ihre Lungen eintritt. Fühlen Sie, wie sich der Unterleib und der Dammbereich in alle Richtungen wölbt.

2. Atmen Sie kraftvoll durch die Nase aus und spüren Sie, wie ein Ball Ihren Brustkorb hinauf rollt. Lassen Sie Ihr Brustbein nach innen sinken und pressen Sie es in die Thymusdrüse hinein. Gleichzeitig ziehen Sie Ihren Anus und die Genitalien nach oben. Lassen Sie den Unterleib in Richtung der Wirbelsäule abflachen. Wiederholen Sie beide Schritte 9 bis 18 Mal.

Die Eisenhemd-Verdichtung, Phase I

Während der Chi-Verdichtung sollten Sie immer nur kurz und schnappend einatmen. Sie atmen viele Male nur kurz ein, bevor Sie wieder ausatmen.

1. Ziehen Sie Ihren Damm-Muskel zusammen und atmen Sie ein wenig ein, während Sie die Genitalien nach oben ziehen. Atmen Sie nochmals ein und ziehen Sie die linke Seite des Anus hoch. Verdichten Sie das Chi in der linken Niere und Nebennierendrüse. Atmen Sie noch ein wenig weiter ein und spannen Sie die rechte Seite des Anus an. Verdichten Sie das Chi dann in die rechte Niere und Nebennierendrüse.
2. Lassen Sie die Energie spiralförmig am Nabel kreisen. Führen Sie sie 9 Mal im Uhrzeigersinn vom Nabel aus nach außen und dann 9 Mal im Gegenuhrzeigersinn wieder spiralförmig von außen zum Nabel zurück. Verdrehen Sie gleichzeitig auf dieselbe Weise Ihre Augen.
3. Pressen Sie den oberen Bereich Ihres Unterleibs flach gegen die Wirbelsäule und atmen Sie in den unteren Bereich des Unterleibs ein. Ziehen Sie die Sexualorgane sowie die BeckenbodenBeckenboden Beckenbodenmuskulatur nach

oben, während Sie die Energie in Ihrem Unterleib zu einem Chi-Ball verdichten.

4. Atmen Sie noch ein wenig weiter ein und ziehen Sie Damm und Perineum nach oben, während Sie das Chi im Dammbereich zu einem Ball verdichten. Halten Sie den Atem so lange an, wie es angenehm ist.
5. Atmen Sie aus und entspannen Sie Ihren gesamten Körper. Senden Sie die Energie durch die Beine über die Fußsohlen in die Erde hinab.

☼ *Die Eisenhemd-Verdichtung, Phase II*

1. Pressen Sie die Zehen und die Fußsohlen auf den Boden. Atmen Sie ein wenig ein und ziehen Sie durch die Fußsohlen Erdenergie in Ihren Körper hinein. Ziehen Sie diese Energie zu den Sexualorganen, BeckenbodenBeckenboden Beckenbodenmuskulatder linken und rechten Seite des Anus, der Nieren und dann in das untere Zwerchfell hinauf. Lassen Sie Ihre Energie am Punkt Niere1 (auf den Fußsohlen) spiralförmig kreisen: 9 Mal im Uhrzeigersinn, und zwar vom Punkt Niere1 aus bis zu einem Durchmesser von etwa 8 Zentimetern, dann 9 Mal gegen den Uhrzeigersinn zum Punkt Niere1 zurück.
2. Atmen Sie erneut ein und führen Sie die Energie von den Zehen zu den Knien hinauf. Drücken Sie dabei die Knie nach außen und lassen das Becken leicht sinken. Das fühlt sich an, als ob Sie die Beine in den Boden schrauben würden. Die Energie sammelt sich in den Knien.
3. Atmen Sie ein und ziehen Sie die Genitalien sowie den Anus nach oben, während Sie das Chi zugleich von den Knien in die Gesäßhälften und den Damm hinaufführen. Atmen Sie nochmals ein und verdichten Sie noch mehr Chi

im Dammbereich. Spüren Sie, wie die Energie vom Nabel aus in den Damm hinunter und von der Erde durch die Beine in den Damm hinauf fließt.

4. Atmen Sie aus und harmonisieren Sie Ihren Atem mit Hilfe der Unterleibsatmung wieder. Entspannen Sie sich, lächeln Sie in Ihre Organe hinunter und praktizieren Sie die Knochenatmung.

☼ *Die Eisenhemd-Verdichtung, Phase III*

1. Verdichten Sie das Chi in den Nieren, sammeln Sie es am Nabel (im Tan Tien) in Form eines Balls und bringen Sie diesen zum Damm (Perineum). Lassen Sie den Chi-Ball in die Erde sinken, sich mit dem Chi der Erde verbinden und führen Sie ihn dann wieder durch die Fußsohlen zum Damm hinauf, wo er sich mit der Energie im Tan Tien vereinigt, die bereits dort ist. Gleichen Sie Ihren Atem an.
2. Atmen Sie aus und lassen Sie Ihren Unterleib flach werden. Atmen Sie eine kleine Menge Luft ein, während Sie zugleich den hinteren Teil des Anus nach oben ziehen, um auf diese Weise Chi in das Kreuzbein zu leiten. Aktivieren Sie die Sakralpumpe, indem Sie das Kreuzbein und die Beckenbodenmuskulatur leicht einziehen, ohne dabei die Hüften zu bewegen.
3. Führen Sie vom Punkt Niere1 über das Steißbein mehr Nierenenergie in das Kreuzbein. Atmen Sie ein, ziehen Sie den Anus hoch und verdichten Sie Chi in den Nieren. Lassen Sie die Energie jetzt spiralförmig am Kreuzbein kreisen: zunächst 9 Mal im Uhrzeigersinn nach außen bis zu einem Durchmesser von etwa 8 Zentimetern, dann 9 Mal gegen den Uhrzeigersinn zurück zur Mitte des Kreuzbeins. Spüren Sie, wie sich das Chi im Kreuzbein sammelt.

4. Atmen Sie bis zum Wirbel Th11 hinauf ein. Drücken Sie diesen Wirbel und die Nebennierendrüsen nach hinten und begradigen Sie die Kurve des unteren Rückens, um die Sakralpumpe noch stärker zu aktivieren. Lassen Sie die Energie spiralförmig um Th11 kreisen: zunächst 9 Mal im Uhrzeigersinn, bis sie einen Durchmesser von 8 Zentimetern hat, dann 9 Mal gegen den Uhrzeigersinn zurück zum Zentrum des Wirbels Th11. Spüren Sie, wie sich Kreuzbein und Th11 zu einem Kanal verbinden.
5. Atmen Sie ein und ziehen Sie das Chi vom Brustwirbel Th11 zum Halswirbel C7. Üben Sie vom Brustbein aus Druck aus, um C7 zurück zu neigen. Ziehen Sie Ihr Kinn ein, beißen Sie die Zähne aufeinander, drücken Sie die Stirnknochen zusammen und legen Sie Ihre Zunge am Gaumen an (Abb. 5.18). Wenn Sie spüren, wie die Kräfte gegen den Halswirbel C7 drücken, aktivieren Sie die Kranialpumpe. Lassen Sie die Energie spiralförmig um C7 kreisen: 9 Mal im Uhrzeigersinn nach außen, bis sie einen Durchmesser von etwa 8 Zentimetern hat, dann 9 Mal gegen den Uhrzeigersinn nach innen zurück.
6. Atmen Sie je nach Bedarf etwas aus, dann wieder ein und führen Sie das Chi zum Halswirbel C1 (dem Jadekissen) hinauf. Lassen Sie die Energie dort spiralförmig kreisen: 9 Mal im Uhrzeigersinn nach außen und 9 Mal gegen den Uhrzeigersinn nach innen zurück, bis sich das Chi dort entwickelt hat.
7. Atmen Sie bis in den Scheitelpunkt hinein, der mit der Zirbeldrüse verbunden ist. Schauen Sie zwischen den Augenbrauen nach oben und unterstützen Sie auf diese Weise den Chi-Fluss zum höchsten Punkt des Kopfes. Lassen Sie das Chi 9 Mal im Uhrzeigersinn spiralförmig nach außen und dann 9 Mal gegen den Uhrzeigersinn nach innen kreisen.

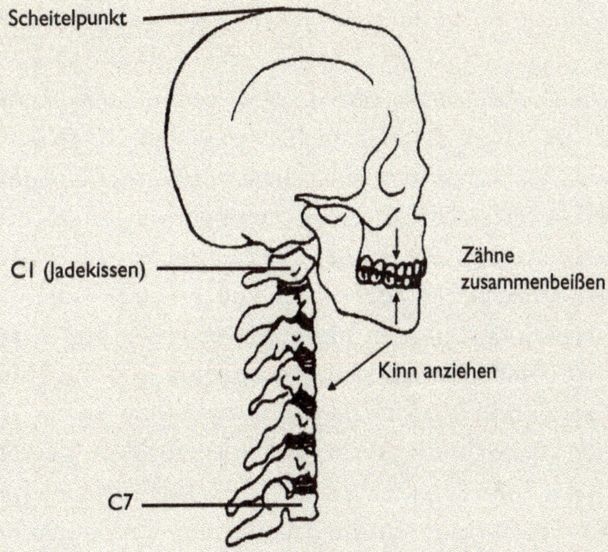

Atmen Sie bis zum Punkt C7 hinauf ein. Legen Sie den Kopf zurück und lassen Sie die Energie spiralförmig 9 Mal im und 9 Mal gegen den Uhrzeigersinn kreisen. Atmen Sie nochmals ein und führen Sie die Energie bis zum Punkt C1 (Jadekissen) an der Schädelbasis hinauf. Atmen Sie ein und führen Sie die Energie bis zum Scheitelpunkt.

Abb. 5.18. Die Baumumarmung, dritte Phase

8. Ziehen Sie nach oben und atmen Sie aus. Gleichen Sie Ihren Atem aus, indem Sie die Unterleibsatmung verwenden. Legen Sie die Zunge an den Gaumen. Führen Sie die Energie vom Scheitelpunkt zum Dritten Auge, dem Gaumen, der Kehle, dem Herzzentrum und dem Solarplexus hinab. Lassen Sie die Energie am Solarplexus spiralförmig kreisen: 9 Mal im Uhrzeigersinn nach außen und dann 9 Mal gegen den Uhrzeigersinn nach innen. Lenken Sie die Energie anschließend zum Nabel hinab.

KNOCHENATMUNG UND KNOCHENVERDICHTUNG

Knochen sind extrem porös, weshalb sie immer »atmen«. Die Poren lassen Sauerstoff, Blut und Nährstoffe auf dieselbe Weise passieren, wie ein Schwamm Wasser aufnimmt und wieder freigibt. Die Knochenatmung zieht durch die Haut, die Muskeln und die Sehnen hindurch Chi von außen in die Knochen hinein. Nachdem diese von außen kommende Energie in einen bestimmten Bereich hinein geatmet worden ist, verwendet man die Knochenverdichtung, um die kombinierten Energien in die Knochen zu treiben, wo sie das Fett aus dem Knochenmark brennen, was wiederum die Regeneration des Knochenmarks unterstützt. Detaillierte Schritt-für-Schritt-Anleitungen für die Ausführung der Knochenatmung und der Knochenverdichtung sowie weitere Informationen bezüglich ihres gesundheitlichen Nutzens können in dem Buch *Das Heilende Tao. Knochenmark Nei Kung. Taoistische Wege zur Verbesserung der Gesundheit durch die Verjüngung von Knochenmark und Blut* (Healing Tao Books 1994) nachgelesen werden.

Während die Knochenatmung ein mentaler Prozess ist, der gemeinsam mit langen, sanften Atemzyklen verwendet wird, handelt es sich bei der Knochenverdichtung um einen körperlichen Vorgang, bei dem durch die Kontraktion der Muskulatur Chi in die Knochen gepresst wird. Diese Energie wird zur Ergänzung der bereits zuvor gespeicherten Sexualenergie genutzt, die dann wiederum mit Hilfe der Genitalmassage oder des Chi-Gewichthebens in den Körper entlassen wird.

Diese Übungen sollten anfangs in einer sitzenden Position praktiziert werden, bis Sie in der Lage sind, die Energie in der Baumumarmungs-Position stehend hineinzuholen.

Die Knochenatmung

Bevor Sie mit der Knochenatmungs-Übung beginnen, sollten Sie zunächst sicherstellen, dass der Kleine Energiekreislauf frei von Blockaden ist. Regulieren Sie Ihre Atmung und lassen Sie Ihre Energie dann mehrmals durch den Kleinen Energiekreislauf kreisen.

1. Erzeugen Sie in den Fingern einer Hand ein Kältegefühl. Atmen Sie ein und ziehen Sie warme externe Energie durch die Finger in diese Hand hinein. Wiederholen Sie dasselbe mit der anderen Hand. Atmen Sie aus und setzen Sie die Energie frei.
2. Ziehen Sie Ihre Genitalien leicht nach oben, während Sie das Chi in den Ellen- und Speichenknochen des Unterarms ziehen. Tun Sie das zunächst mit jedem Arm nacheinander und dann mit beiden zugleich. Atmen Sie aus und entspannen Sie sich.
3. Wenden Sie dieselbe Verfahrensweise auf die Oberarme an und ziehen Sie Chi in die Oberarmknochen. Atmen Sie aus und setzen Sie die Energie frei. Vergessen Sie nicht, die Energie bei jedem weiteren Einatmen noch kraftvoller hinaufzuziehen, um so weitere Punkte in jedem Körperglied zu erreichen.
4. Ziehen Sie das Chi durch die Schulterblätter und das Schlüsselbein bis zum C7-Punkt und zum Schädel hinauf, aber belassen Sie es nicht dort. Kombinieren Sie es entweder am Th11-Punkt mit der Energie, die Sie von den Beinen aus hinaufgezogen haben, oder speichern Sie es im Nabel.
5. Erzeugen Sie in den Zehen eines Fußes ein Gefühl der Kälte. Atmen Sie ein und ziehen Sie warme Energie von außen durch die Zehen in diesen Fuß hinein. Machen Sie

dasselbe mit dem anderen Fuß. Atmen Sie aus und setzen Sie die Energie frei.

6. Ziehen Sie die Genitalien leicht nach oben, während Sie das Chi weiter in den Schien- und Wadenbeinknochen der Unterschenkel ziehen. Falls notwendig, tun Sie das mit jedem Bein einzeln, und ziehen Sie das Chi dann in beide Beine gleichzeitig. Atmen Sie aus und entspannen Sie sich.
7. Ziehen Sie das Chi mit jedem Atemzug weiter in die Oberschenkelknochen, in die Hüften und dann in das Kreuzbein hinein. Atmen Sie aus, aber halten Sie die Energie, die Sie in diese Bereiche hineingeatmet haben, genau dort.
8. Wenn Sie die Vorgehensweisen für Arme und Beine miteinander verbinden wollen, sollten Sie die Energie von den Armen aus nicht direkt in den Schädel ziehen, sondern sie zunächst im Punkt C7 der Wirbelsäule mit der von den Beinen kommenden Energie vereinigen. Atmen Sie zuerst in beide Hände und Füße gleichzeitig ein. Führen Sie das Chi nun einatmend durch die Arme bis zu den Schulterblättern und Schultern hoch und tun Sie dasselbe in den Beinen, indem Sie die Energie die Schenkel- und Hüftknochen entlang nach oben atmen. Wenn die Energieflüsse von Ihren verschiedenen Ursprüngen aus das Kreuzbein und die Schulterblätter erreicht haben, vereinigen Sie sie im Punkt C7 der Wirbelsäule. Führen Sie die Energie von dort aus zum Kopf hinauf und dann wieder die Wirbelsäule entlang nach unten, wo die Rippen beginnen. Atmen Sie nach Bedarf aus.
9. Atmen Sie die Energie durch die zwölf Rippen nach außen, umgeben Sie den Brustkorb von vorne nach hinten damit und verbinden Sie das Chi am Brustbein erneut miteinander. Atmen Sie in das Brustbein hinein. Dann atmen Sie aus.

Knochenverdichtung

1. Verwenden Sie dieselben Schritte wie in der Knochenatmung, aber bewahren Sie das Chi, indem Sie es spiralförmig durch die Glieder kreisen lassen. Atmen Sie ein, ziehen Sie den Dammbereich nach oben und lassen Sie die Energieströme dann spiralförmig von den Fingern und Zehen aus nach oben kreisen, bis sie sich in der Wirbelsäulenmitte treffen.
2. Nachdem Sie die von außen stammenden Energieströme beider Ursprünge in der Mitte der Wirbelsäule miteinander vereint haben, dehnen Sie das Chi durch die zwölf Rippen hindurch aus und lassen es spiralförmig um das Brustbein kreisen.
3. Wenn Sie kein neues Chi mehr in die Arme hinein kreisen lassen können, haben Sie die volle Kapazität erreicht. Beginnen Sie damit, das Chi zu verdichten und in dem Bereich zu komprimieren, in dem sich die Energie angesammelt hat.
4. Spannen Sie die Muskulatur der Hände und Arme bei jedem Atemzug an. Halten Sie den Atem bei jeder Kontraktion an.
5. Atmen Sie aus, wenn Sie die Muskeln entspannen. Wenn Sie loslassen, verwenden Sie Ihren Geist, um Energie durch die Poren Ihrer Haut in die Knochen aufzunehmen. Während der Ruhepausen sollte das Gefühl, dass Energie durch die Haut aufgenommen wird, am ganzen Körper spürbar sein. Die Knochen, Muskeln und Sehnen sollten sich langsam so anfühlen, als seien sie in Watte eingepackt.
6. Spüren Sie in Ihre Knochen hinein, nachdem Sie eine Weile geübt haben. Wenn Sie dort viel Fett haben, wird es sich sehr heiß anfühlen. Das ist das Fett, das zu schmelzen beginnt.

7. Es ist ratsam, mit am Gaumen angelegter Zunge zu üben, denn die Energie wird beginnen, sich durch den Kleinen Energiekreislauf zu bewegen. Wenn die Zunge am Gaumen anliegt, kann die Energie in Form eines Kreises die Wirbelsäule hinauf und an der Vorderseite des Körpers wieder hinab fließen.

DEN CHI- UND NIERENDRUCK ERHÖHEN

Diese beiden in Kapitel 3 dargestellten Techniken sollten der Kraftschluss-Übung und dem Chi-Gewichtheben immer vorangehen. Eine vollständige Beschreibung ist in dem Buch *Das Heilende Tao. Knochenmark Nei Kung. Taoistische Wege zur Verbesserung der Gesundheit durch die Verjüngung von Knochenmark und Blut* (Healing Tao Books 1994) zu finden.

Den Chi-Druck erhöhen

1. Legen Sie die Mittelfinger beider Hände etwa 4 Zentimeter unterhalb des Nabels auf.
2. Konzentrieren Sie sich auf den unteren Bereich des Tan Tien, während Sie Chi hineinatmen und den Punkt durch den daraus resultierenden Druck ausdehnen.

Den Nierendruck erhöhen

1. Nehmen Sie die Reiterstellung ein. Ihre Füße sind ein wenig mehr als schulterbreit voneinander entfernt, die Knie nach außen gedrückt, als würden Sie auf einem Pferd sit-

zen. Reiben Sie Ihre Hände aneinander, bis sie warm sind, und legen Sie Ihre energetisierten Handflächen dann auf die Nieren, um sie anzuwärmen.

2. Beugen Sie Ihren Oberkörper mit dem Einatmen leicht nach vorne und ziehen Sie die rechte und linke Seite des Anus nach oben, während Sie zugleich Chi in die Nieren leiten.
3. Atmen Sie aus und entleeren Sie die Nieren.
4. Führen Sie diese Sequenz bis zu 36 Mal aus und beenden Sie die Übung, indem Sie nochmals Ihre Handflächen erwärmen und auf die Nieren auflegen.

DIE KRAFTSCHLUSS-ÜBUNG

Sie können weitere Einzelheiten zu dieser Übung im ersten Kapitel dieses Buchs finden. Eine vollständige Beschreibung ist in dem Buch *Das Heilende Tao. Knochenmark Nei Kung. Taoistische Wege zur Verbesserung der Gesundheit durch die Verjüngung von Knochenmark und Blut* (Healing Tao Books 1994) nachzulesen.

Die Kraftschluss-Übung

1. Setzen Sie sich so hin, dass Ihre Füße flach auf dem Boden stehen. Stimulieren Sie Ihren Jadestab und lenken Sie die sexuelle Energie zu Ihren Hoden und Ihrer Prostata.
2. Wenn Sie nahe am Orgasmus sind, atmen Sie tief durch die Nase ein. Gleichzeitig pressen Sie Ihre Zähne zusammen, ballen beide Hände zu Fäusten, ziehen Ihre Füße wie Klauen zusammen, spannen die Kranialpumpe im Nacken an und drücken Ihre Zunge fest gegen den Gaumen.

3. Atmen Sie erneut ein und ziehen Sie die gesamte Anal- und Genitalregion nach oben – besonders den vorderen Teil des Dammbereichs. Halten Sie den Atem an und atmen Sie dann erneut ein. Halten Sie den Atem wieder an, während Sie den vorderen Teil des Anus kontrahieren und nach unten ziehen, wodurch Sie die Energie nach unten führen, damit sie sich am Damm sammelt.
4. Atmen Sie ein, ohne vorher auszuatmen. Dann spannen Sie Ihren Sexualbereich 9 Mal fest an und ziehen ihn nach oben. Dabei halten Sie die Energie am vorderen Teil des Damms. Atmen Sie aus und entspannen Sie alle Muskeln des Körpers.
5. Wiederholen Sie die Schritte 1 bis 3, doch dieses Mal ziehen Sie die Energie durch den Damm bis ins Steiß- und Kreuzbein hinauf. Während Sie das tun, kontrahieren Sie den mittleren und hinteren Teil des Anus. Wölben Sie das Kreuzbein nach hinten und außen, um die Sakralpumpe zu aktivieren. Halten Sie die Energie dort und atmen Sie 3 bis 9 Mal ein, während Sie Kontraktionen erzeugen, mit deren Hilfe Sie die Energie von den Sexualorganen hinauf ziehen. Atmen Sie dann aus und entspannen Sie sich.
6. Wiederholen Sie die Schritte 1 bis 3. Diesmal ziehen Sie die sexuelle Energie durch den Damm und das Kreuzbein bis zum Th11-Punkt hinauf. Halten Sie die Energie dort und fügen Sie dann die Energie vom Spermienpalast hinzu, indem Sie 9 Mal einatmen und anspannen, ohne dazwischen auszuatmen. Dann atmen Sie aus und entspannen sich, während Sie die Energie mental vom Spermienpalast bis zum Brustwirbel Th11 hinaufleiten.
7. Wiederholen Sie die Schritte 1 bis 3 und ziehen Sie die Energie bis zum C7-Punkt hinauf. Dort angekommen, drücken Sie das obere Ende des Brustbeins nach hinten in

Richtung Wirbelsäule, um den Pumpfluss der Energie zu verstärken und die Thymusdrüse zu aktivieren.

8. Wiederholen Sie diese Schritte nochmals und ziehen Sie die Energie diesmal in das Jadekissen. Ziehen Sie das Kinn ein, um die dort befindliche Kranialpumpe zu aktivieren. Beißen Sie Ihre Zähne zusammen, drücken Sie den hinteren Teil Ihres Schädels nach innen und pressen Sie Ihre Zunge fest gegen den Gaumen. Auf diese Weise verstärken Sie den Pumpvorgang.
9. Mit der nächsten Wiederholung ziehen Sie die Energie bis zum Scheitelpunkt hinauf. Richten Sie Ihre Augen und all Ihre Sinne zum höchsten Punkt des Schädels hinauf und drücken Sie Ihre Zunge fest gegen den Gaumen. Führen Sie 9 feste Kontraktionen aus und atmen Sie weiter ein, wobei Sie jedes Mal Energie aus dem Spermienpalast in den Scheitelpunkt ziehen. Lassen Sie die Energie mit Hilfe Ihres Geistes, Ihrer Augen und Ihrer Sinne 9 bis 36 Mal spiralförmig im Uhrzeigersinn kreisen und führen Sie dasselbe dann gegen den Uhrzeigersinn aus.
10. Ruhen Sie und lassen Sie die Energie in Ihr Gehirn eintreten. Überschüssige Energie lassen Sie durch das Konzeptionsgefäß über den Punkt zwischen den Augen, die Nase, die Kehle, das Herzzentrum und den Solarplexus bis zum Nabel fließen.

Mit zunehmender Praxis werden die einzelnen Schritte flüssiger miteinander verbunden und schließlich zu einer Bewegung vereint. Ziel der Übung ist es, die aufsteigende, sexuelle Energie des kommenden Orgasmus vor dem Samenaustritt in den Kleinen Energiekreislauf zu lenken. Mit zunehmender Praxis und etwas Geduld kann dies immer erfolgreicher gelingen. Der mittlere Weg zwischen Anspannung und Entspannung ist ideal.

TUCHMASSAGE UND SEXUALENERGIE-MASSAGE

Die Sexualenergie-Massage geht der Tuchmassage voran, um so das Ching Chi zu aktivieren. Im Folgenden finden Sie eine Zusammenfassung der im zweiten Kapitel dieses Buchs dargestellten Techniken. Eine vollständige Beschreibung beider Praktiken kann in dem Buch *Das Heilende Tao. Knochenmark Nei Kung. Taoistische Wege zur Verbesserung der Gesundheit durch die Verjüngung von Knochenmark und Blut* (Healing Tao Books 1994) nachgelesen werden.

Vorbereitung: Tuchmassage

Massieren Sie die Genitalien, den Dammbereich und das Kreuzbein mit einem Seidentuch. Lassen Sie das Tuch 36 Mal im und 36 Mal gegen den Uhrzeigersinn um die Genitalien kreisen. Spüren Sie, wie sich die Hoden lockern und mit Chi anfüllen.

Sexualenergie-Massage

Reiben Sie Ihre Handflächen fest aneinander, um sie aufzuwärmen, bevor Sie die folgenden Schritte ausführen.

1. Fingermassage der Hoden: Atmen Sie in die Hoden ein und halten Sie einen Hoden in jeder Hand, wobei sich die Daumen oben und die Finger darunter befinden. Drücken Sie sanft mit den Daumen auf jeden Hoden und benutzen Sie die Daumen dann, um den ganzen Hoden zu massieren: 36 Mal in Kreisen im Uhrzeigersinn, dann

36 Mal gegen den Uhrzeigersinn. Rollen Sie die Hoden mit den Fingern gegen die Daumen. Rollen Sie sie 36 Mal vor und zurück.

2. Handflächenmassage der Hoden: Wärmen Sie Ihre Hände an und umfassen Sie Ihre Hoden dann mit der linken Hand, während Sie Ihren Penis mit dem rechten Handrücken zur Seite bewegen. Üben Sie mit beiden Handflächen einen leichten Druck auf die Hoden aus und massieren Sie diese dann sanft mit der linken Handfläche – 36 Mal im und 36 Mal gegen den Uhrzeigersinn. Wärmen Sie Ihre Hände nochmals an, vertauschen Sie die Positionen der Hände und massieren Sie mit der linken Handfläche 36 Mal in jede Richtung. Ziehen Sie die Energie nach oben.
3. Massage zur Verlängerung der Hodengänge: Wärmen Sie Ihre Hände an und umfassen Sie mit jeder Hand einen Hoden. Verwenden Sie Ihre Daumen und Zeigefinger, um die Hodengänge sanft zu massieren. Beginnen Sie an der Hodenwurzel und massieren Sie die Gänge nach hinten und vorne. Arbeiten Sie sich an den Gängen in Richtung Körper entlang und kehren Sie die Richtung dann um. Ziehen Sie Energie in den Kleinen Energiekreislauf hinein.
4. Massage zur Dehnung der Hodengänge: Nehmen Sie die Gänge zwischen Daumen und Zeigefinger. Massieren Sie mit Ihren Daumen sanft in Richtung Mitte und verwenden Sie Ihre Zeigefinger, um die Hoden leicht nach außen zu ziehen und auf diese Weise zu dehnen. Wiederholen Sie das 36 Mal. Massieren Sie die Hoden zwischen den Runden mit den Handflächen. Ziehen Sie die Energie nach oben.
5. Dehnung der Hodensäcke und des Penis: Umfassen Sie die Peniswurzel mit einem aus Daumen und Zeigefinger gebildeten Kreis. Ihre anderen Finger umgeben die Hoden. Ziehen Sie langsam den gesamten Leistenbereich in Richtung

des Penis nach unten, während Sie zugleich die inneren Organe nach oben ziehen. Ziehen Sie zuerst mit der Hand direkt nach unten und ziehen Sie dann genau so lange nach rechts sowie nach links. Gleichzeitig ziehen Sie die inneren Organe vom Damm aus nach oben. Halten Sie diese Position einen Moment und lassen Sie dann los. Am Schluss ziehen Sie die Genitalien in einer kreisförmigen Bewegung 36 Mal zuerst im und dann gegen den Uhrzeigersinn nach unten. Ziehen Sie die Energie nach oben.

6. Penismassage: Verwenden Sie die Daumen und Zeigefinger, um die Peniswurzel von den Seiten her zu umfassen. Massieren Sie den Penis entlang jeder der drei Linien von der Wurzel bis zur Spitze und wieder zurück. Massieren Sie jede dieser Linien 36 Mal von der Wurzel zur Spitze und wieder zurück.
7. Hoden abklopfen: Stehen Sie in einer breiten Stellung. Atmen Sie Chi in die Hoden hinein, ziehen Sie diese leicht nach oben und halten Sie den Atem an. Pressen Sie die Zähne zusammen und kontrahieren Sie zugleich den Damm (Perineum) und den Anus. Heben Sie Ihren Penis mit der linken Hand aus dem Weg und klopfen Sie mit den Fingerspitzen Ihrer rechten Hand leicht auf den rechten Hoden. Klopfen Sie in Sechser-, Siebener- oder Neunersätzen. Atmen Sie aus, machen Sie eine Pause und ziehen Sie Energie entlang der Wirbelsäule hoch. Dann wechseln Sie die Hände und wiederholen die Übung mit dem rechten Hoden.

CHI-GEWICHTHEBEN MIT VORBEREITUNGS- UND ABSCHLUSSÜBUNGEN

Wir möchten unsere Leser ausdrücklich daran erinnern, dass die Praktiken des Chi-Gewichthebens in diesem Buch nur dargestellt werden, um diese Übungen zu dokumentieren, damit sie Anleitern und ausgebildeten Schülern des *Universal Healing Tao* als Richtlinie dienen können. Diese Praktiken sind nicht für Anfänger geeignet. *Universal Healing Tao* kann und wird nicht die Verantwortung für Leser dieses Buchs übernehmen, die sich an den Praktiken des Chi-Gewichthebens versuchen, ohne zunächst qualifizierten Unterricht darin erhalten zu haben. Grundsätzlich ist jeder Praktizierende aufgefordert, Übungen des *Universal Healing Tao* in Eigenverantwortung auszuführen und alle körperlichen und emotionalen Veränderungen aufmerksam zu beobachten. Sollte sich Ihr Befinden verschlechtern, unterbrechen Sie die Übungen und suchen Sie gegebenenfalls medizinischen Rat. Eine ausführlichere Beschreibung ist in dem Buch *Das Heilende Tao. Knochenmark Nei Kung. Taoistische Wege zur Verbesserung der Gesundheit durch die Verjüngung von Knochenmark und Blut* (Healing Tao Books 1994) zu finden.

Vorbereitungen für das Chi-Gewichtheben

Im Sinne einer sicheren Praxis sollte das Chi-Gewichtheben immer nur nach den folgenden Übungen ausgeführt werden:

1. Den Chi-Druck erhöhen: 9 bis 81 Mal ausführen
2. Den Nierendruck erhöhen: 6 bis 36 Mal ausführen
3. Die Kraftschluss-Übung: 2 bis 3 Mal bis zum Scheitelpunkt hinauf

4. Tuchmassage des Sexualzentrums, des Damms und des Kreuzbeins
5. Sexualenergie-Massage (a bis g):
   a. Fingermassage der Hoden
   b. Handflächenmassage der Hoden
   c. Massage zur Verlängerung der Hodengänge
   d. Massage zur Dehnung der Hodengänge
   e. Dehnung des Hodensacks und des Penis
   f. Penismassage
   g. Abklopfen der Hoden

Chi-Gewichtheben

Nach Ausführung der Schritte 1 bis 5 zur Vorbereitung für das Chi-Gewichtheben können Sie wie folgt fortfahren:

1. Bereiten Sie das Gewicht auf dem Boden oder auf einem Stuhl vor.
2. Falten Sie das Tuch und binden Sie es um den Penis und die Hoden. Dann binden Sie ein Ende des Tuchs um das Gerät, das die Gewichte hält.
3. Halten Sie das Gewicht oder das Tuch in Ihren Händen, während Sie aufstehen, um eine zum Heben geeignete Stellung einzunehmen. Prüfen Sie das Gewicht mit den Zeige- und mittleren Fingern, bevor Sie es loslassen.
4. Während Sie das Gewicht mit Ihren Fingern prüfen, ziehen Sie die rechte und linke Seite des Anus sowie der Nieren nach links und kontrahieren den Dammbereich.
5. Wenn es sich nicht zu schwer anfühlt, lassen Sie das Tuch vorsichtig aus Ihren Fingern gleiten und halten das Gewicht mit den Genitalien.

6. Schwingen Sie das Gewicht 30 bis 60 Mal hin und her und atmen Sie bei jedem Schwung nach vorne ein, während Sie zugleich nach oben ziehen. Atmen Sie aus, wenn sich das Gewicht zurück bewegt.
7. Heben Sie das Gewicht zunächst von jeder Station des Kleinen Energiekreislaufs aus.
8. Machen Sie eine Pause, während der Sie das Gewicht mit den Händen festhalten oder auf einer erhöhten Oberfläche wie einem Stuhl oder einer Tischplatte absetzen. (Vielleicht ziehen Sie es vor, das Gewicht während der Pause zu entfernen und vor der Fortsetzung der Übung wieder anzulegen.) Sammeln Sie die Energie während der Ruhepause im Tan Tien (Nabelbereich).
9. Lassen Sie das Gewicht noch einmal vorsichtig zwischen Ihren Beinen hinab, um es mit der Kraft der Drüsen und Organe anzuheben. Beginnen Sie mit den Nieren.
10. Setzen Sie das Gewicht auf dem Stuhl oder dem Boden ab, lösen Sie das Tuch vom Haltegerät und entfernen Sie es schließlich von der Leiste.

Abschließende Übungen

1. Die Kraftschluss-Übung: 2 bis 3 Mal bis zum Scheitelpunkt hinauf
2. Tuchmassage des Sexualzentrums, des Damms und des Kreuzbeins
3. Sexualenergie-Massage: Wiederholen Sie mindestens zwei oder drei der Techniken der Sexualenergie-Massage, um die Blutzirkulation im Sexualzentrum wiederherzustellen und die Entstehung von Blutverklumpungen zu verhindern.
4. Wenden Sie mindestens zwei oder drei der sechs Heilenden

Laute an, vor allem die Herz- und Lungenlaute. Doch auch alle anderen Laute sind nützlich, falls Sie die Zeit haben, sie zu intonieren.

5. Praktizieren Sie die Meditation des Kleinen Energiekreislaufs einige Minuten lang. Gemeinsam damit können Sie auch die Knochenatmung ausführen. Nehmen Sie das freigesetzte Ching Chi mit Hilfe Ihres Geistes in die Knochen auf.

Diese Praktiken des Chi Kung für die Prostata geben Ihnen jetzt die Möglichkeit, sich selbst zu heilen und ins Gleichgewicht zu bringen. Möge das Tao mit Ihnen sein.

Danksagung

Die an der Vorbereitung und Fertigstellung des Buchs *Gesunde Prostata, sexuelle Spannkraft* beteiligten Mitarbeiter von *Universal Healing Tao,* allen voran Mantak Chia, erklären den vielen Generationen von Tao-Meistern ihre Dankbarkeit, die ihre speziellen Lehren über Tausende von Jahren hinweg in Form ungebrochener mündlicher Traditionen an uns weitergereicht haben. Wir danken dem Tao-Meister I Yun (Yi Eng) für seine Offenheit bei der Weitergabe der Formeln der Taoistischen Inneren Alchemie.

Wir entbieten unseren Eltern und Lehrern unsere ewige Dankbarkeit für die vielen Geschenke, die sie uns gebracht haben. Die Erinnerung an sie bringt Freude und Zufriedenheit in unsere fortdauernden Bemühungen bei der Präsentation des *Universal Healing Tao*-Systems. Wie immer waren ihre Beiträge auch bei der Darstellung der Techniken und Konzepte des *Universal Healing Tao* von essenzieller Bedeutung.

Wir möchten den Tausenden unbekannter Männer und Frauen danken, die die chinesischen Heilkünste ausüben und viele der in diesem Buch präsentierten Methoden und Ideen entwickelt haben. Wir danken Bob Zuraw dafür, seine Freundlichkeit, seine Heiltechniken und sein taoistisches Verständnis mit uns zu teilen. Wir danken den vielen Menschen, die einen wesentlichen Beitrag zur endgültigen Form dieses Buches geleistet haben: den Mitarbeitern von Inner Traditions/Destiny Books und Amra für ihre akribischen Bemühungen zur Klärung des Textes und zur Herstellung einer neuen Ausgabe des Buchs sowie auch Nancy Yeilding für die redaktionelle Bearbeitung dieser Ausgabe.

Darüber hinaus möchten wir Colin Drown und Jean Chilton für ihre redaktionelle Bearbeitung einer früheren Ausgabe des Buchs danken.

Unser besonderer Dank geht an unser Herstellungsteam in Thailand: Hirunyathorn Punsan, Saysunee Yongyod, Udon Jandee und Saniem Chaisam.

Ebenso gilt unser Dank Anne-Christine und Wolfgang Heuhsen für die medizinische und fachliche Bearbeitung der deutschen Übersetzung.

Bezugsquellen und Literaturempfehlungen

In diesem Abschnitt finden Sie mehrere Bezugsquellen für die von uns in diesem Buch empfohlenen reinigenden Nahrungsergänzungsmittel und für das Darmspülungs-Zubehör (Hydrocolon). Hier erhalten Sie auch weitere Informationen zu einer ausgeglichenen Säure-Basen-Diät und zu den von uns empfohlenen Nahrungsergänzungen. Darüber hinaus haben wir eine Liste mit Büchern beigefügt, die wir Ihnen als Leitfaden für die weitere Auseinandersetzung mit den in diesem Buch angesprochenen Themen empfehlen.

REINIGENDE NAHRUNGSERGÄNZUNGEN UND DARMSPÜLUNGS-ZUBEHÖR

Bernard Jensen International
1255 Linda Vista Drive
San Marcos, CA 92078
Telefon: 760-471-9977

Fax: 760-471-9989
E-Mail: info@bernardjensen.com
Internetseite: www.bernardjensen.com

Bernard Jensen International hat ein umfangreiches Angebot an natürlichen Ergänzungsmitteln und Entgiftungsprodukten, zu denen auch Darmspülungs-Bretter und anderes Zubehör gehören. Wir haben einige dieser Produkte im Folgenden aufgelistet, aber auf der Internetseite des Unternehmens können Sie das gesamte Angebot einsehen.

Niacin

Niacin oder Nikotinsäure – ein wasserlösliches Vitamin aus dem B-Komplex und ein antihyperlipidemisches Mittel – ist eine 3-Pyridincarbonsäure. Hier liegt es als weißes, kristallines und nur schwer wasserlösliches Pulver vor. Niacin hat bei der Energieproduktion auf zellularer Ebene eine unerlässliche Aufgabe. Es unterstützt die Erhaltung angemessener metabolischer Funktionen und wird bei bestimmten Patienten zur Senkung des LDL-Cholesterinspiegels (des »schlechten« Cholesterins) im Blut verwendet. Man kann es in Kombination mit einer Diät oder anderen Medikamenten verwenden. Je nach Entscheidung Ihres Arztes kann es auch bei anderen Erkrankungen eingesetzt werden. Seine Wirkungsweise besteht darin, dass es die Menge eines bestimmten, für die Bildung von Cholesterol im Körper notwendigen Proteins reduziert.

Nova Scotia Dulse (Dulse Tablets)

Die neuschottische Rotalge ist eine Meerespflanze und stellt eine natürliche Quelle für essenzielle Vitamine, Ionen, Meersalz und Ballaststoffe dar. Diese hochwertige, in den kalten Gewässern des Nordatlantik geerntete Rotalge wird in der Sonne getrocknet, um ihre natürlichen Nährstoffe zu erhalten. Jede Tablette versorgt Sie genau wie von der Natur vorgesehen mit einer Vielzahl von lebenswichtigen Vitaminen, Mineralien, Proteinen und Spurenelementen. Darüber hinaus enthalten sie Natrium, das den Abtransport von Abfallstoffen während einer Zellreinigung unterstützt.

Vitamin C

Diese Tabletten enthalten natürliches Vitamin C, das aus dem dehydrierten Saft der Acerolakirsche und der wilden Spanischen Orange stammt. Diese Nahrungsmittelquellen stellen den ganzen Vitamin-C-Komplex (einschließlich Bioflavoniden und anderen synergistischen Nährstoffen) bereit, was bei Ergänzungsmitteln auf der Basis von Ascorbinsäure (die chemische Form des Vitamin C) nicht der Fall ist. Dieses Vitamin C hier enthält pro Gabe 100 mg des Ascorbinsäure-Äquivalents und versorgt Sie so mit 110 Prozent der empfohlenen Tagesdosis. Weil Vitamin C ständig verwertet wird, sollte es in kleinen, mehrmals über den Tag verteilten Mengen aufgenommen werden. Für diesen Zweck eignen sich Kautabletten hervorragend, da sie eine leichte und schnelle Aufnahme des natürlichen Vitamin-C-Komplexes ermöglichen.

Colema Boards of California, Inc.

P.O. Box 1879
Cottonwood, CA 96022
Kostenfreier Anruf: 800-745-2446
Telefon: 530-347-5700
Fax: 530-347-2336
E-Mail: info@colema.com
Internetseite: www.colema.com

Dies ist die beste Bezugsquelle für echte Darmspülungs-Bretter von Colema sowie für Schläuche und anderes Zubehör. Die Firma verfügt außerdem über ein großes Angebot an Nahrungsergänzungen und Darmreinigungsprodukten.

V. E. Irons, Inc.
P.O. Box 34710
North Kansas City, MO 64116
Kostenfreier Anruf: 800-544-8147
Telefon: 816-221-3719
Fax: 816-221-1272
E-Mail: info@veirons.com
Internetseite: www.veirons.com

V. E. Irons ist die Heimat der Vit-Ra-Tox-Produkte und stellt seit 1946 Nahrungsergänzungen zur Vollwerternährung her. Wir haben hier einige der dort erhältlichen Produkte aufgeführt, aber auf der Internetseite des Unternehmens finden Sie die vollständige Angebotspalette.

Detoxificant (Bentonite)
Diese aus dem Bentonit (einem mineralreichen Vulkanlehm) gewonnene Substanz ist ein machtvolles und natürliches Entgiftungsmittel. Der aktive entgiftende Bestandteil ist Montmorillonit. Es hat die Fähigkeit, das Vierzigfache seines eigenen Gewichts an positiv geladenen Substanzen im Verdauungstrakt zu absorbieren. Weil Montmorillonit so starke Absorptionsfähigkeiten hat und nicht in die Blutbahn aufgenommen wird, bindet es Materialien fest an sich, die ausgeschieden werden sollen. Es stellt eine hervorragende Beigabe zum Darmreiniger dar (siehe unten). Wenn man beides in Saft miteinander vermischt, erhält

man ein reinigendes Getränk, das den Nutzen der reinigenden Ballaststoffe der löslichen sowie unlöslichen Fasern des Flohsamens mit der entgiftenden Wirkung des Bentonits vereint.

Intestinal Cleanser (Psyllium)
Der Darmreiniger ist ein fein zerriebenes Pulver, das aus importierten Flohsamenschalen und -hülsen besteht. Da er vor allem Fasern, aber keine abführenden oder pflanzlichen Stimulanzien enthält, kann er täglich zur Unterstützung der normalen Darmperistaltik verwendet werden. Flohsamen hat hydrophile (wasserliebende) Eigenschaften, durch die der verhärtete, die Darmwand auskleidende Schleim aufgeweicht wird, was seine Beseitigung erleichtert. Der Darmreiniger und der Entgifter (siehe oben) sind ideale Begleitprodukte, die für eine optimale Entgiftung des Verdauungstraktes miteinander verwendet werden sollten.

Fasting Plus (Enzyme Supplement)
Noch nie ist der Gebrauch von Magensäure bindenden Mitteln und anderen Magenmedikamenten so weit verbreitet gewesen wie heute. Die Medikamente blockieren den natürlichen Verdauungsprozess des Körpers gewöhnlich, aber diese enzymatische Nahrungsergänzung unterstützt den Verdauungsvorgang, indem sie natürliche Verdauungsenzyme einsetzt, um die Aufspaltung der Lebensmittel sowie die Aufnahme von Nährstoffen zu fördern. Jede Tablette enthält zwei aus Verdauungsenzymen bestehende Schichten. Der äußere Teil enthält Pepsin, das Protein zu löslichen Aminosäuren, Proteasen und Peptonen abbaut. Pepsin wird vom niedrigen pH-Wert des Magens aktiviert, weshalb es für Menschen von Nutzen ist, die unter einem Mangel an Magensäure leiden. Der innere Teil der Tablette wird im Dünndarm aktiv und enthält natürli-

che Verdauungswirkstoffe: Rinder-Gallensalz zur Förderung der Lipidaufnahme und zur Aktivierung der pankreatischen Lipase (einem Enzym zur Fettverdauung) sowie die pankreatischen Substanzen Amylase (für Stärke) und Proteasen (für Proteine). Darüber hinaus enthält diese Schicht Tyrosin, Chymotrypsin und andere proteolytische Enzyme. Weil der innere Teil seine Arbeit erst im Darm aufnehmen soll, müssen die Tabletten unzerkaut geschluckt werden.

GreenLife (Chlorophyll Gel Capsules)

GreenLife ist ein hundertprozentig vegetarisches Nahrungsmittel, das 92 Prozent getrocknete Auszüge aus dem Saft von organisch angebauten Getreidegräsern enthält: Gerste, Hafer, Roggen und Weizen (wobei keine chemischen Dünger oder Insektizide verwendet werden) sowie 8 Prozent Papain, Rote Beete und grüner Seetang. Die Gräser werden geschnitten, wenn sie noch jung sind, sich also in einer schnellen Wachstumsphase befinden, während der sich die meisten Nährstoffe im Blatt sammeln. GreenLife ist ein konzentriertes Produkt, dessen natürliches Gleichgewicht als vollständiges, alle Lebensmittel ergänzendes Nahrungsmittel erhalten werden konnte. Es bleibt bei jeder Verzehrmenge ungiftig und hilft bei der Ausgleichung von Ernährungsdefiziten, die aufgrund des Konsums von devitalisierten und verarbeiteten Nahrungsmitteln entstanden sind.

Pro-Gest (Vegetarian Pancreatic Enzymes)

Das aus der Papaya-Frucht stammende Papain ist der aktive Wirkstoff in Pro-Gest. Bei Papain handelt es sich um ein natürliches, protoelytisches Enzym, das zum Abbau von Proteinen dient und den gesunden Verdauungsvorgang unterstützt. Weitere Bestandteile sind das Mehl aus Papaya-Samen, Rettich und Betain-Hydrochlorid auf einer Basis aus organisch angebauter Roter Beete – demselben Pulver, das auch in den *Whole Beet Plant Juice Tablets* (siehe unten) verwendet wird. Das Betain-Hydrochlorid dient als Ergänzung zur natürlichen Hydrochloridsäure des Magens.

Wheat Germ Oil/Flaxseed Oil

Die Weizenkeimöl-Kapseln enthalten 73 Prozent Weizenkeimöl, das eine hervorragende Quelle für den natürlichen Vitamin-E-Komplex ist. Hinzu kommen 27 Prozent Flachssamenöl, eine reichhaltige Quelle ungesättigter, essenzieller Fettsäuren wie Alpha-Linolsäure, Omega-6 und Omega-3. Vitamin E ist als essenzieller Nahrungsbestandteil für die antioxidative Aktivität in den Membranen notwendig. Es regeneriert andere zellulare Antioxidantien (wie zum Beispiel Selenium und Glutathion) nach deren Oxidation. Die Ernährung muss auch essenzielle Fettsäuren enthalten, weil sie die Vorläufer vieler Hormone und anderer metabolisch aktiver Bestandteile sind. Das von Natur aus in unseren Lebensmitteln enthaltene Vitamin E wird während des Kochens und der weiteren Verarbeitung durch Hitze, Licht, Luft und Einfrieren zerstört. Viele Getreidearten verlieren bis zu 80 Prozent ihres Vitamin-E-Gehalts, wenn sie gemahlen werden. Kommerziell verarbeitete Pflanzenöle haben einen sehr niedrigen Vitamin-E-Gehalt. Es ist mittlerweile deutlich geworden, dass durch unsere moderne Ernährungsweise ein Bedarf an natürlichen Vitamin-E-Ergänzungsmitteln entsteht.

Whole Beet Plant Juice Tablets

Die für dieses Produkt verwendete Rote Beete stammt aus organischem Anbau. Die gesamte Pflanze (Blätter, Stängel und Wurzel) wird entsaftet. Der so gewonnene Auszug wird dann bei niedrigen Temperaturen einer Vakuumtrocknung unterzogen, um so die höchst mögliche Qualität der Enzyme, Vitamine und

Mineralfaktoren zu gewährleisten. Im Gegensatz zu anorganischen Eisenquellen nimmt der Körper das Eisen aus der Wurzel der Roten Beete viel besser auf, weil es innerhalb eines organischen Komplexes vorliegt. Darüber hinaus enthält Rote Beete Potassium, Magnesium, Phosphor, Kalzium, Schwefel, Jod, Vitamine und viele Spurenelemente.

ERNÄHRUNG MIT AUSGEGLICHENEM PH-WERT

www.thealkalinediet.org
Diese Seite bietet umfangreiche Angaben zum Säure-Basen-Gleichgewicht, Nahrungsmittel-Listen und Quellen für weiterführende Informationen.

www.trans4mind.com/nutrition/pH.html
Hier finden Sie Informationen dazu, wie man Speichel und Urin testet, aber auch Lebensmitteltabellen und einen Blick auf die Wissenschaft hinter der Säure-Basen-Nahrungschemie.

LITERATUREMPFEHLUNGEN

✪ *Englischsprachige Bücher von Mantak Chia*

Basic Practices of the Universal Healing Tao. Rochester, Vt.: Destiny Books 2013

Bone Marrow Nei Kung. Rochester, Vt.: Destiny Books 2006

Chi Self-Massage. Rochester, Vt.: Destiny Books 2006

Cosmic Detox. Rochester, Vt.: Destiny Books 2011

Cosmic Nutrition. Rochester, Vt.: Destiny Books 2012

Healing Love Through The Tao. Rochester, Vt.: Destiny Books 2005

Iron Shirt Chi Kung. Rochester, Vt.: Destiny Books 2006

Sexual Reflexology. Rochester, Vt.: Destiny Books 2003

The Alchemy of Sexual Energy. Rochester, Vt.: Destiny Books 2009

The Inner Smile. Rochester, Vt.: Destiny Books 2008

The Six Healing Sounds. Rochester, Vt.: Destiny Books 2009

Wisdom Chi Kung. Rochester, Vt.: Destiny Books 2008

☼ Deutschsprachige Bücher von Mantak Chia

Das Heilende Tao. Knochenmark Nei Kung. Taoistische Wege zur Verbesserung der Gesundheit durch die Verjüngung von Knochenmark und Blut, Healing Tao Books 1994 (= *Bone Marrow Nei Kung*)

Das Tao von Liebe und Sex. Die Geheimnisse sexueller Reflexzonen, Integral Verlag, München 2003 (= *Sexual Reflexology*)

Dunkelraum. Moderne Techniken der Erleuchtung durch Dunkelheit, Amra Verlag, Hanau 2013 (= *Darkness Technology*)

Gesundheit, Vitalität und langes Leben. Der Weg zur unerschöpflichen Quelle der Lebenskraft, Heyne Verlag, München 2003 (= *Awaken Healing Light of The Tao*)

Kosmische Entgiftung. Der taoistische Weg der inneren Reinigung, Amra Verlag, Hanau 2012 (= *Cosmic Detox*)

Tao Yoga. Praxisbuch zur Erweckung der heiligen Urkraft Chi, Heyne Verlag, München 2005 (= *Awaken Healing Energy Through The Tao*)

Tao Yoga der heilenden Liebe. Der geheime Weg zur weiblichen Liebesenergie, Ansata Verlag, München 2000 (= *Healing Love Through The Tao. Cultivating Female Sexual Energy*)

Tao Yoga der Liebe. Der Weg zur unvergänglichen Liebeskraft, Heyne Verlag, München 2008 (= *Taoist Secrets of Love. Cultivating Male Sexual Energy*)

Tao Yoga des Heilens. Die Kraft des Inneren Lächelns und die Sechs Heilenden Laute, Heyne Verlag, München 2009 (= *Taoist Ways to Transform Stress Into Vitality*)

Tao Yoga Eisenhemd Chi Kung. Wirksame Techniken für einen starken und gesunden Körper, Heyne Verlag, München 2005 (= *Iron Shirt Chi Kung*)

☼ Weitere englischsprachige Empfehlungen

Jeff Primack, *Conquering Any Disease.* Sunny Isles Beach, Florida. Press On Qi Productions 2008

Jeff Primack, *Smoothie Formulas.* Sunny Isles Beach, Florida. Press On Qi Productions 2008

Lino Stanchion, *Power Eating Program.* Asheville, North Carolina. Healthy Products Inc. 1989

Das System des Universal Healing Tao und das Ausbildungszentrum

DAS SYSTEM DES UNIVERSAL HEALING TAO

Das ultimative Ziel der taoistischen Praxis besteht darin, durch die Entwicklung der Seele und des Geistes im Menschen die physikalischen Begrenzungen zu transzendieren. Dieses Leitprinzip liegt auch dem *Universal Healing Tao* zugrunde, einem praktischen System zur Selbstentwicklung, das dem Menschen ermöglicht, die harmonische Evolution seiner physischen, mentalen und spirituellen Körper zu vollenden. Mit Hilfe einer Reihe uralter chinesischer Übungen zur Meditation und zu den inneren Energien lernt der Ausübende, die körperliche Energie zu erhöhen, Spannungen loszulassen, seine Gesundheit zu verbessern, Selbstverteidigung zu praktizieren und die Fähigkeit zu erlangen, sich selbst sowie andere zu heilen. Im Zuge der Herstellung einer soliden Grundlage der Gesundheit und des Wohlergehens im physischen Körper schafft der Ausübende auch eine Basis für die Entwicklung seines oder ihres spirituellen Potenzials, indem er oder sie lernt, die natürlichen Kräfte von Sonne, Mond, Erde, Sternen und anderen ihn umgebenden Energien anzuzapfen.

Die Praktiken des *Universal Healing Tao* sind von alten, in den Vorgängen der Natur verwurzelten Techniken abgeleitet. Hier sind sie zu einem stimmigen, zugänglichen System für das Wohlergehen zusammengestellt und miteinander kombiniert worden, das direkt mit der Lebenskraft selbst arbeitet, mit dem Chi, das durch das Meridiansystem unseres Körpers fließt. Groß-Meister Chia hat viele Jahre damit verbracht, Techniken zur Vermittlung dieser traditionellen Praktiken an Schüler rund um die Welt zu entwickeln und zu vervollkommnen. Dazu gehören fortlaufende Unterrichtseinheiten, Seminare, Privatunterricht und Heilungssitzungen sowie Veröffentlichungen in Form von Buch-, Audio- und Videoprodukten. Weitere Informationen können Sie auf www.universal-tao.com in Thailand und www.universal-tao-germany.de in Deutschland erhalten.

DAS AUSBILDUNGSZENTRUM DES UNIVERSAL HEALING TAO

Das *Tao Garden Resort and Training Center* in Nordthailand ist das Zuhause von Groß-Meister Mantak Chia. Es dient als weltweiter Hauptsitz für alle Aktivitäten, die sich um das *Universal Healing Tao* drehen. Es kombiniert Wellness, ganzheitliche Gesundheit und das Ausbildungszentrum miteinander und befindet sich auf einer Fläche von mehr als 320 Quadratkilometern, umgeben von den Ausläufern des Himalaya-Gebirges, nahe der historischen Stadt Chiang Mai. Zu diesem ruhigen Ort gehören Blumen- und Kräutergärten, die sich hervorragend zur Meditation eignen, aber auch Freiluft-Pavillons, in denen Qi Gong (Chi Kung) geübt wird sowie ein Fitness- und Kurbereich.

Im Zentrum findet ganzjährig Unterricht statt, im Sommer und Winter kommen noch spezielle Retreats hinzu. Es kann bis zu zweihundert Schüler beherbergen, und auch die Anmietung durch Gruppen ist möglich. Informationen zu Kursen, Büchern, Produkten und anderen *Universal Healing Tao*-Hilfsmitteln finden Sie unter folgender Adresse:

Universal Healing Tao Center
274 Moo 7, Luang Nua
Doi Saket, Chiang Mai
50220 Thailand
Telefon: 0066-53-921 200
Fax: 0066-53-495-852
E-Mail: universaltao@universal-tao.com
Internetseite: www.universal-tao.com

Informationen zu den Retreats und dem Kurbereich finden Sie unter:

Tao Garden Health
Spa & Resort
274 Moo 7, Luang Nua
Doi Saket, Chiang Mai
50220 Thailand
Telefon: 0066-53-921 200
Fax:: 0066-53-495-852
E-Mail: info@tao-garden.com, taogarden@hotmail.com
Internetseite: www.tao-garden.com

Kontakt in Deutschland
Wolfgang Heuhsen
Lorenzstr. 64
D-12209 Berlin, Germany
Telefon: 0049-30-772 32 00
Fax: 0049-30-773 912 08
E-Mail: info@tao-berlin.de, info@universal-tao-germany.de
Internetseiten: www.tao-berlin.de
www.universal-tao-germany.de

Gutes Chi – Gutes Herz – Gute Absichten

Über die Autoren

Mantak Chia

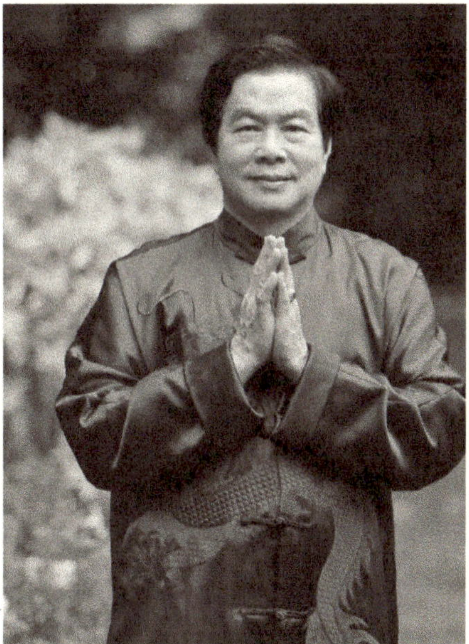

Seit seiner Kindheit studiert Mantak Chia die taoistische Sichtweise des Lebens. Seine durch das Studium anderer Disziplinen noch erhöhte Beherrschung dieses uralten Wissens hat zur Entwicklung des *Universal Healing Tao* geführt, eines Systems, das mittlerweile auf der ganzen Welt gelehrt wird.

Mantak Chia kam 1944 in Thailand als Sohn chinesischer Eltern zur Welt. Im Alter von sechs Jahren lernte er von buddhistischen Mönchen die Technik des »Sitzens und der Geistesstille«. Als Grundschüler praktizierte er das traditionelle Thai-Boxen, und schon bald erwarb er beachtliche Fähigkeiten in Aikido, Yoga und Tai Chi. Sein eigentliches Studium des taoistischen Lebenswegs begann während seiner Studienzeit in Hongkong, wo er sich unter der Leitung verschiedener Lehrer wie Meister I Yun, Meister Meugi, Meister Cheng Yao Lun und Meister Pan Yu eine große Vielfalt esoterischer Disziplinen aneignete. Um die dem heilenden Chi zugrunde liegenden Mechanismen besser verstehen zu können, studierte er darüber hinaus westliche Anatomie und medizinische Wissenschaften.

Meister Chia hat sein System aus heilenden und energetisierenden Praktiken bereits an Zehntausende von Schülern weitergegeben und auf der ganzen Welt mehr als zweihundert Lehrer und praktizierende Fachleute ausgebildet. Er hat rings um die Welt in vielen Ländern Zentren für taoistisches Lehren und Trainieren aufgebaut. Im Juni 1990 wurde er vom Internationalen Kongress für Chinesische Medizin und Qi Gong zum Qi Gong-Meister des Jahres gekürt. Seit mehr als dreißig Jahren hält er auch regelmäßig Veranstaltungen im deutschsprachigen Raum ab.

William U. Wei

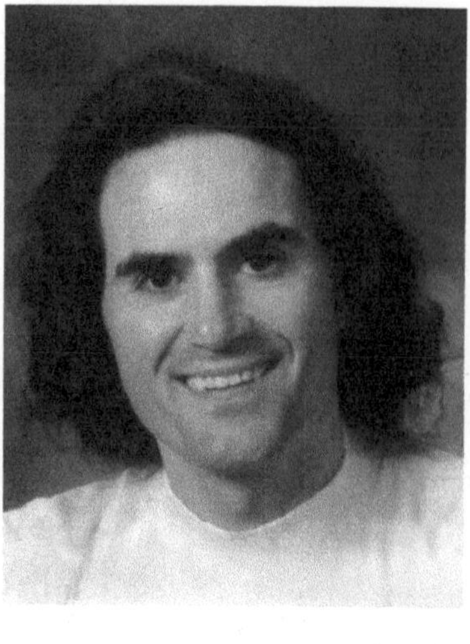

William Wei wurde nach dem Zweiten Weltkrieg geboren und wuchs im mittleren Westen der USA auf, wo er eine katholische Ausbildung erhielt. In den frühen Achtzigern begann er unter Mantak Chia mit dem Studium des Tao. Er wurde zum Senior-Ausbilder für *Universal Healing Tao* ernannt und spezialisierte sich auf

Einzelausbildungen. In den frühen Neunzigern zog er nach Thailand, wo er Meister Chia beim Aufbau des *Tao Garden Taoist Training Center* unterstützte. Sechs Jahre lang bereiste er über dreißig Länder, in denen er gemeinsam mit ihm unterrichtete und das Marketing sowie die Errichtung des *Tao Garden* koordinierte. Nach dessen Fertigstellung im Jahr 2000 wurde er Projektmanager für alle *Universal Healing Tao*-Veröffentlichungen und -Produkte. Nachdem er in den späten Neunzigern im Süden Oregons in den USA einen Berg mit vier Wasserfällen gekauft hat, befindet er sich gegenwärtig in der Fertigstellungsphase eines taoistischen Bergheiligtums für Persönlichkeitskultivierung, fortgeschrittene Praktiken und den Aufstieg.

Gemeinsam mit Mantak Chia schrieb William Wei die Bücher *Sexual Reflexology*, *Living in the Tao*, *Kosmische Entgiftung* und den taoistischen Gedichtband *Emerald River*, der 366 Gedichte für jeden Tag des Jahres enthält und das Empfinden, die Essenz sowie die Stille des Tao zum Ausdruck bringt. Unter dem Pseudonym »The Professor – Master of Nothingness, the Myth that takes the Mystery out of Mysticism« ist er auch Co-Autor der *Universal Healing Tao Formula Cards*, Chi-Karten in Form von sechs Kartensätzen mit mehr als 240 Formeln. Für einige Soloveröffentlichungen benutzte er außerdem das Pseudonym »Wei Tzu«, damit er anonym bleiben und weiterhin ein Grashalm auf einer Wiese bleiben kann.